AF312607

Etudes d'Hydrologie Clinique

Collection publiée par :

H. FLURIN (Cauterets) — J. GALUP (Mont-Dore) — R. GLÉNARD (Vichy)
Jean HEITZ (Royat) — P. R. JOLY (Bagnoles-de-l'Orne)
Ch.-E. MACÉ de LÉPINAY (Néris) — E. MALLEIN (Saint-Gervais)
E. MAZERAN (Châtel-Guyon) — R. MOLINÉRY (Luchon)
H. PAILLARD (Vittel) — A. PIATOT (Bourbon-Lancy) — L. M. PIERRA (Luxeuil)

Entérites et Colites

leur cure

hydro-minérale

*Publié sous la direction du Docteur A. MAZERAN,
avec la collaboration de M. le Professeur agrégé CADE (de Lyon)
et de MM. les Docteurs Félix BERNARD, Jean BAUMANN,
P. FROUSSARD, Roger GLÉNARD et Joseph FOUCAUD.*

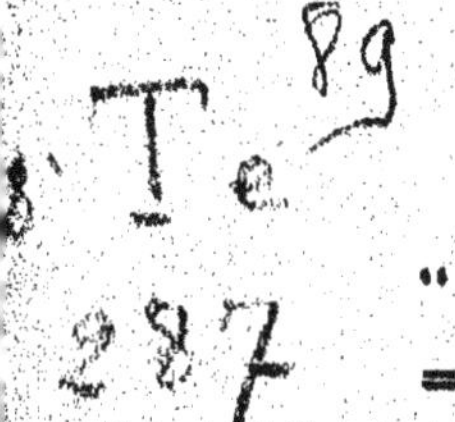

" L'EXPANSION SCIENTIFIQUE
FRANÇAISE "
23, Rue du Cherche-Midi = PARIS
1922

Les Études d'Hydrologie Clinique

Sont publiées sous la forme de monographies in-8 coquille, qui paraissent au moins deux fois par an.

Chacune de ces monographies est consacrée à l'étude d'une question d'hydrologie ou de climatologie, envisagée au point de vue clinique. Leur ensemble formera une collection incessamment renouvelée et remise au courant des progrès de la science.

Tous les volumes sont vendus séparément, à un prix variable suivant leur importance.

On est prié d'adresser tout ce qui concerne :

la Rédaction, à M. le Dr P.-R. JOLY, 39, Boulevard Raspail, PARIS (VIIe) ;

l'Administration, à « L'EXPANSION SCIENTIFIQUE FRANÇAISE », 23, rue du Cherche-Midi, PARIS (VIe).

Ont paru antérieurement, dans la même collection :

Le Diabète et sa cure hydro-minérale

Prof. Marcel LABBÉ : Le Diabète et sa cure hydro-minérale. — Roger GLÉNARD : Le Traitement du Diabète à Vichy. — H. VERDALLE : Le Diabète à la Bourboule. — Henri PAILLARD : Remarques sur le traitement du Diabète à Vittel. — Jean HEITZ : Les Diabétiques à Royat. — P.-R. JOLY : Diabète et circulation veineuse. — Henri FLURIN : Les Rhino-pharyngites et les Bronchites es Diabétiques.

Un volume in-8 coquille de 100 pages..... 5 francs.

La Goutte et sa cure hydro-minérale

M. LOEPER : La Goutte urique et la Goutte oxalique. — H. PAILLARD : Traitement hydro-minéral de la Goutte, en particulier par la cure de désintoxication. — R. GLENARD : Le Traitement de la Goutte à Vichy. — A. PIATOT : Les manifestations articulaires, musculaires et névralgiques de la goutte chronique. — P. R. JOLY : Phlébites et phlébopathies goutteuses. — H. FLURIN : La bronchite des goutteur et le traitement de Cauterets — L.M. PIERRA : La congestion utérine des goutteuses et son traitement hydro-minéral.

Un volume in-8 coquille, de 144 pages................ 7 fr. 50

Entérites et Colites
leur Cure hydro-minérale

Aperçu général sur l'Entérite chronique

Ses modalités cliniques ; ses conditions d'apparition

Par A. CADE (de (Lyon),

Professeur agrégé à la Faculté de Médecine,
Médecin de l'Hôtel-Dieu.

La fréquence de l'entérite chronique donne à cette question, si complexe et si difficile, une importance de premier plan. Les pages qui suivent n'ont d'autre but que d'en tracer les limites, d'en esquisser à grands traits les manifestations les plus communes et d'en indiquer brièvement les principales conditions étiologiques et pathogéniques, en utilisant conjointement les ressources de l'observation clinique et celles des techniques modernes, radioscopiques, endoscopiques et surtout coprologiques. Si nous parvenons à remplir ce programme, clairement, brièvement et dans un esprit avant tout pratique, nous aurons sans doute réalisé l'introduction qui convient à l'étude de la thérapie et notamment de la cure hydro-minérale de l'entérite chronique.

Ce terme s'applique à un très grand nombre d'états morbides de l'intestin. Etymologiquement, il devrait être réservé exclusivement aux inflammations chroniques de celui-ci, mais pratiquement, il englobe aussi bon nombre de troubles d'ordre purement fonctionnel : troubles dyspeptiques par insuffisance digestive, et troubles nerveux (moteurs, secrétoires et sensitifs). Il est d'ailleurs difficile dans bien des cas de séparer les deux groupes de faits, bien qu'ils répondent à une pathogénie différente, car l'inflammation de l'intestin est susceptible de déterminer des réactions nerveuses de l'organe, et inversement, ses troubles fonctionnels peuvent provoquer, soit à titre épisodique, soit à titre persistant, un certain degré d'inflammation de sa muqueuse.

L'entérite, ainsi envisagée dans sa compréhension la plus large, est susceptible d'être chronique d'emblée, mais succède parfois à une entérite aiguë et se trouve, en tous cas, assez fréquemment accidentée par des poussées aiguës. Elle peut évoluer de façon continue, plus ou moins prolongée, le plus souvent très durable, ou encore se manifester périodiquement, avec des phases intercalaires de rémission.

L'entérite chronique est avant tout localisée sur le gros intestin, et c'est la colite qui doit retenir le plus longuement notre attention.

L'entérite du grêle, plus rare certes, du moins en dehors de la forme commune de la tuberculose intestinale, peut être identifiée à certains traits cliniques et à certains indices coprologiques : coliques souvent peu importantes, en tous cas précoces après les repas, absence d'épreintes et de faux-besoins, dénutrition rapide, diarrhée continue constituée par des selles liquides, absence de mucus visible à l'œil nu, importance des débris alimentaires (lientérie vraie et surtout lientérie microscopique), présence dans les fèces de pigments biliaires non modifiés, reconnaissables notamment par la réaction de Triboulet au sublimé acétique.

Nous insisterons beaucoup plus sur la colite qui est la modalité la plus fréquente d'entérite chronique. Elle peut réaliser trois grands types cliniques : colite muco-membraneuse, colite muqueuse, colite grave ou ulcéreuse.

La colopathie muco-membraneuse est la plus commune. Elle résulte plus d'un trouble fonctionnel de l'intestin que d'une inflammation proprement dite, celle-ci pouvant survenir à titre épisodique au cours de son évolution. Trois symptômes dominent toute la scène clinique : la constipation, l'entéralgie, l'hypersécrétion de mucus et son évacuation fréquente sous forme de muco-membranes. Les matières sont sèches, quotidiennes ou plus souvent espacées, prenant fréquemment l'aspect ovillé. Elles sont revêtues de mucus (glaires, peaux, muco-membranes). La constipation est fréquemment entrecoupée de débâcles diarrhéiques ou plutôt pseudo-diarrhéiques où les selles sont constituées par des matières concentrées que délayent secondairement les sécrétions du colon irrité. Parfois du sable intestinal se rencontre dans les fèces de la colopathie muco-membraneuse. La pathogénie de cette lithiase reconnaît deux mécanismes : la formation de con-

crétions de carbonate et de phosphate de chaux par
un colon enflammé, ou encore la production de sable
et graviers d'oxalate de chaux résultant d'un trouble
diathésique.

Cette colopathie est accompagnée de douleurs.
variables comme intensité mais fréquemment su-
jettes à des exacerbations paroxystiques. La palpation de l'intestin révèle habituellement du spasme,
surtout localisé au niveau du colon gauche (corde
colique). Chez quelques malades c'est l'atonie qui
domine. Celle-ci est plus souvent localisée, plus particulièrement au cœcum, et il n'est pas rare qu'elle
se trouve associée au spasme du colon gauche. En
outre, l'examen de l'abdomen révèle fréquemment
les stigmates de la ptose des viscères. Enfin, nombre
de symptômes divers, d'ordre nerveux, viennent
compliquer le tableau : nausées, vertiges, céphalées,
migraines, douleur épigastrique, palpitations, an-
goisse, lipothymies et même, exceptionnellement,
syncopes. De tels malades sont fréquemment des
préoccupés, des inquiets, des anxieux.

L'évolution se poursuit longuement, parfois entrecoupée d'épisodes aigus, fébriles, de poussées dysentériformes, et même, mais très rarement, hémorragiques.

La colite muqueuse, très commune, offre un
tableau assez semblable au précédent, mais la
diarrhée y remplace la constipation. Les selles y
sont en général peu nombreuses, survenant surtout
le matin de bonne heure, quelquefois post-pran-
diales, souvent accompagnées de borborygmes et de
quelques coliques. Elles sont en tas, en « bouse de
vache », homogènes, bien liées, brillantes et comme
vernissées à la surface, et deviennent plus molles
à mesure qu'elles se répètent. L'étude coprologique

permet d'en distinguer deux types : la selle de fermentation et la selle de putréfaction. La première est jaune, mousseuse, de réaction acide, d'odeur piquante, et donne fréquemment à l'anus une sensation de brûlure. Elle contient en abondance des débris d'amidon et des bactéries amylolytiques ou iodophiles. La seconde est brun foncé, d'odeur putride, de réaction alcaline; elle est riche en sécrétions albumineuses et la flore protéolytique y prédomine. Ces deux types ne sont pas d'ailleurs aussi schématiquement distincts en pratique, car on peut voir chez un malade changer ou alterner le mode de la déviation coprologique. L'épreuve de fermentation de Schmidt pourra aider à l'identification de ces types.

Les colites graves sont encore appelées ulcéreuses ou dysentériformes. Elles sont heureusement d'une observation relativement rare. Elles succèdent à une colite aiguë en général, mais peuvent être chroniques d'emblée. Le premier type évolutif s'observe par exemple dans les dysenteries, le second dans la tuberculose ulcéreuse du colon. Mais certaines colites non spécifiques peuvent également soit à titre épisodique, soit beaucoup plus rarement à titre persistant, offrir ce type clinique. Les selles sont répétées, plus ou moins molles ou liquides, accompagnées d'émission de glaires, de pus et de sang. On y décèle la présence d'albumine soluble (sérine) qui est un indice d'ulcération (Marcel LABBÉ). Il y a des douleurs d'intestin, des borborygmes pénibles, souvent des faux-besoins. La palpation révèle fréquemment du spasme du colon, surtout du colon gauche. L'état général s'altère progressivement : il y a de la dénutrition, de l'anémie, parfois de la cachexie. Cette forme de colite peut entraîner des complications locales (hémorragies, péricolites), ou à distance (localisations infectieuses diverses).

A côté des formes d'entéro-colite diffuse ou plus ou moins généralisée dont nous venons d'esquisser le tableau clinique, il y a place pour des modalités segmentaires, la localisation pouvant exister d'emblée ou s'établir secondairement au cours de l'évolution de l'affection. Nous signalerons spécialement la typhlo-colite ou colite droite (cœcum et colon droit), la sigmoïdite, la recto-colite. Le syndrome d'inflammation du cœcum et du colon droit, fréquemment observé, est constitué soit par des selles molles, glaireuses, aérées, mousseuses, acides, riches en débris d'amidon et en bactéries iodophiles (diarrhée de fermentation), soit par des selles liquides contenant des débris d'amidon comme toute selle cœcale, mais alcalines, riches en ammoniaque (selles cœcales de putréfaction), plus rarement par des selles dures, ovillées, plus ou moins riches en mucus. La fausse diarrhée n'est pas rare en pareil cas. Enfin on peut observer l'alternance de la diarrhée vraie avec la constipation. Il existe des douleurs au niveau du cœcum et du colon droit, surtout plusieurs heures après les repas. Le cœcum est souvent gros et anormalement mobile, plus rarement fixe, gargouillant, tympanique, ou encore donnant l'impression d'un boudin plus ou moins résistant. Cette palpation est en général pénible. Des phénomènes neurasthéniques compliquent souvent la scène clinique.

La sigmoïdite se caractérise par des selles de constipation entourées de muco-membranes, quelquefois par de la fausse diarrhée ou même par de la diarrhée, qui peuvent alterner avec la constipation. La diarrhée peut revêtir le type dit de putréfaction. Les douleurs siègent dans la fosse iliaque gauche, et la palpation révèle à ce niveau un colon résistant, spasmé, douloureux.

Dans la recto-colite, il existe des faux-besoins, des épreintes, parfois du ténesme. Les selles sont constipées, parfois diarrhéiques, mais ce qui domine, c'est le rejet du mucus, assez souvent mêlé de pus et de sang. Ce syndrome est souvent le reliquat d'une dysenterie plus ou moins ancienne, parfois larvée et méconnue. L'examen recto-sigmoïdoscopique révèle de la rougeur et du gonflement de la muqueuse, qui apparaît striée de vaisseaux dilatés; elle saigne facilement. Elle offre fréquemment des érosions et des exulcérations, rarement des ulcérations plus profondes, parfois des exsudats blanchâtres et pseudo-membraneux ou encore des saillies granuleuses. Les sécrétions glaireuses, mêlées dans quelques cas de pus ou de sang, recouvrent la muqueuse. L'endoscopie permet des prélèvements histologiques ou bactériologiques. Cette exploration permet en outre l'élimination d'un rétrécissement, d'un néoplasme, d'une polypose.

On ne doit pas méconnaître qu'il existe dans les modalités segmentaires de la colite comme dans les modalités diffuses, des formes graves avec hémorragies, sécrétions purulentes abondantes et surtout lésions profondes de péricolite, qui donnent au tableau clinique un aspect particulier que nous ne saurions décrire dans la brève étude présente.

Dans l'esquisse clinique des diverses formes d'entérite chronique nous avons signalé le rôle que certaines explorations étaient susceptibles de fournir, et notamment les renseignements qu'on était en droit de demander à la recto-sigmoïdoscopie et à la coprologie. Celle-ci, même sans examens compliqués et difficiles, est capable d'apporter des indications très importantes pour le diagnostic, et susceptible d'orienter efficacement la thérapeutique : l'aspect macroscopique des fèces, leur réaction, la recherche des hémorragies occultes par la méthode de WEBER, celle des pigments biliaires et de la stercobiline par la réaction de TRIBOULET, l'examen microscopique qui renseignera sur la présence de leucocytes et surtout sur l'abondance, la nature et l'état de digestion des résidus alimentaires. Cette dernière étude permettra d'apprécier la rapidité du transit intestinal et aussi l'existence possible d'un déficit biliaire, pancréatique ou gastrique. L'identification de la flore bactérienne prédominante sera également intéressante, comme aussi la mise en évidence d'un microbe spécifique (bacille de Koch) ; mais on demandera surtout à l'examen microscopique des fèces de nous renseigner sur l'existence des nombreux parasites intestinaux, dont le rôle apparaît si important dans la pathogénie des colites. On recherchera leurs formes adultes ou leurs kystes ou leurs œufs.

Quant à la radioscopie, elle n'apportera en général au diagnostic qu'un appoint plus modeste et d'une interprétation souvent délicate. On la pratiquera à l'aide des deux modes dont les renseignements se complètent : l'ingestion du corps opaque ou son introduction par lavement. Cette exploration permettra d'affirmer ou d'éliminer un rétrécissement ou un néoplasme. Elle renseignera sur l'abondance des gaz intestinaux, sur la flore des divers segments du colon, sur leur état d'atonie ou de spasme, sur leur degré de mobilité, parfois sur la présence de brides péritonéales, enfin sur la durée du transit dans les diverses portions de l'intestin.

Quant aux ulcérations coliques, elles se traduiront sous l'écran par l'étroitesse de la lumière intestinale, dans laquelle le corps opaque progresse « en ruisseau », et apparaît sous la forme d'un mince ruban sinueux (BENSAUDE).

Pour compléter le diagnostic et orienter utilement le traitement, il convient toujours de rechercher les causes de l'entérite observée et son mécanisme pathogénique.

En réalité, sous le nom d'entérite chronique, on groupe deux ordres de faits : les uns rattachables à une inflammation de la paroi intestinale et surtout de sa muqueuse, et les autres attribuables à un simple trouble fonctionnel. Il existe d'ailleurs des cas intermédiaires qui résistent à toute tentative de classification schématique.

L'infection exogène ou endogène intervient dans la pathogénie de certaines entérites chroniques, soit à titre initial, soit à titre épisodique, et il n'est pas rare qu'elles succèdent à des entérites infectieuses avérées. L'infection est parfois spécifique : tuberculose, syphilis, dysenterie bacillaire. On ne doit pas oublier que cette dernière peut laisser à sa suite une inflammation intestinale banale plus ou moins persistante. Nous ne nous étendrons pas sur les infections banales : il est difficile d'ailleurs, en général, de faire la part de l'agent prépondérant. Nous signalerons seulement le rôle de la pyophagie provoquée par l'inflammation chronique du rhinopharynx chez les adénoïdiens et aussi l'influence possible des infections bucco-dentaires.

Le parasitisme intestinal dans le déterminisme des entérites chroniques apparaît de plus en plus important, et les recherches de ces dernières années ont élargi considérablement son cadre. Oxyures,

tœnias, trichocéphales, giardia (lamblia), trichomonas, balantidium coli, spirilles doivent être cités,
mais c'est surtout le rôle de l'amibiase qui mérite
d'être souligné. On sait sa fréquence, même dans
nos pays, sa chronicité, ses modalités larvées, et
on devra penser à elle surtout en présence d'une
recto-colite. Les résultats négatifs de la recherche
du parasite ou de ses kystes ne doivent pas détour-
ner d'un traitement d'épreuve, dont les effets ra-
pides pourront permettre de présumer, sinon d'affirmer d'une façon absolue, l'infestation amibienne.
Parfois le parasite ne sera découvert qu'à l'occasion
d'une poussée aiguë ou sous l'influence d'une légère
purgation ou encore du traitement antiamibien et
notamment des injections de novarsénobenzol.

Certaines intoxications ou auto-intoxications
peuvent déterminer l'entérite chronique, mais leur
intervention est plus rare que celle des facteurs qui
précèdent. Les publications très intéressantes de
LŒPER ont bien montré l'influence de l'uricémie et
de l'oxalémie. Ainsi s'expliquerait la coexistence
de la colopathie chronique et de la lithiase rénale,
cette dernière pouvant d'ailleurs, chez les sujets
présentant un calcul du bassinet, intervenir sur
l'intestin par voie nerveuse réflexe.

Nombre d'affections du tractus digestif sont en
rapport avec l'entérite chronique. Il en est ainsi
notamment de l'appendicite chronique qui peut être
simplement associée à celle-ci, mais qui, assez fréquemment, paraît la conditionner. Certaines lésions
anales (hémorroïdes, fissures) peuvent être également, quoique plus rarement, à l'origine d'un syndrome entéritique. La cholécystite chronique est
fréquemment associée à celui-ci. Il en est de même,
quelquefois, pour l'ulcus gastro-duodénal. Dans ces

diverses éventualités, tantôt il s'agit d'une action réflexe sur l'intestin, et tantôt on doit incriminer le processus de péritonite plastique consécutif à l'inflammation viscérale. La péritonite plastique joue en effet un rôle important dans la pathogénie de certains états entéritiques. Cette péritonite adhésive peut être primitive et provoquée par une infection bacillaire atténuée et plus ou moins larvée, sur laquelle PAVIOT et ses élèves ont beaucoup insisté. Enfin une place importante dans l'étiologie des colopathies doit être réservée chez la femme aux affections génitales (rétroversion ou rétroflexion utérine, fibromes, métrites, salpingo-ovarites et surtout lésions annexielles gauches).

Parmi les modes d'action multiples et complexes de ces diverses affections abdominales sur l'intestin, on fait assez fréquemment intervenir le mécanisme nerveux réflexe. Il est nombre de cas où semblable épine organique ne peut être placée à l'origine du syndrome entéritique et où il convient d'incriminer seul le système nerveux abdominal. Chez quelques malades, il s'agit d'une entéro-névrite (LŒPER). Chez beaucoup, on ne peut guère parler que d'entéro-névrose. Et alors se pose la question si pleine d'actualité de la prédominance du trouble névrosique sur le système sympathique ou sur le vague. Bien souvent il n'est pas possible d'incriminer l'un à l'exclusion de l'autre, mais, dans certains cas, le clinicien peut tenter d'établir la distinction : le vagotonique est pâle, a les mains froides, le pouls lent, une tension artérielle basse; il a une tendance aux phénomènes d'angor, aux lipothymies et même à la syncope; c'est habituellement un constipé avec des intermèdes diarrhéiques rares; l'intestin est souvent douloureux et spasmé; la belladone exerce sur tous ces symptômes une influence bienfaisante. Le sympathicotonique, plus rarement rencontré, a des bouffées de chaleur, de la tachycardie, une tendance à l'hypertension artérielle, de la dilatation pupillaire. C'est habituellement un diarrhéique. La palpation des plexus abdominaux éveille une vive sensibilité. Les battements de l'aorte abdominale sont fortement perçus. L'ésérine exerce ici une action favorable. Chez de tels malades on est tenté souvent à juste titre d'invoquer un trouble endocrinien.

Chez les entérités, ce n'est pas seulement le système nerveux périphérique qui doit être incriminé. Parfois intervient manifestement une influence psychique. La colopathie peut être l'expression d'un état psychasthénique avec préoccupations digestives prédominantes.

Les troubles de la statique abdominale sont souvent associés au syndrome entéritique. Les ptoses, et surtout la ptose du colon, réclament une part dans sa pathogénie soit par le trouble mécanique qu'elles apportent au transit intestinal, soit par l'action irritante qu'elles exercent sur les plexus abdominaux. L'influence bienfaisante de la cure d'horizontalité et du port d'une ceinture appropriée ne doit pas être oubliée.

Nous devons encore signaler la part que peuvent prendre les troubles vasculaires dans le déterminisme des entéropathies chroniques. Les artérites pariétales ou mésentériques et les modifications de la circulation sanguine intestinale dont l'aortite est l'origine, soit mécaniquement, soit par voie réflexe, entraînent l'hypersécrétion muqueuse et les crises d'entéralgie qui traduiront ainsi la souffrance du système aortique inférieur (J. TEISSIER, GOYET).

Enfin nous ne saurions passer sous silence l'influence possible, quoique rare, de l'insuffisance de la digestion gastrique, biliaire ou pancréatique dans la pathogénie des entéro-colopathies. L'exploration coprologique renseignera sur leur existence : dans tous ces cas, il y a abondance du résidu indigéré dans les fèces, mais ce qui est le plus caractéristique c'est, pour l'insuffisance gastrique, l'abondance du tissu conjonctif, surtout après ingestion de viande crue, pour l'insuffisance pancréatique, la stéarrhée avec grande quantité de gouttelettes de graisse neutre et la présence de nombreuses fibres musculaires nettement reconnaissables avec leurs stries très nettes et leurs noyaux non attaqués, enfin pour l'insuffisance biliaire, ce sont l'acholie et l'abondance des acides gras libres.

Toutes les causes que nous venons d'indiquer ne sont pas susceptibles d'agir chez tous les sujets avec un égal effet, car souvent intervient un facteur important constitué par une prédisposition acquise et surtout héréditaire aux entéropathies, soit une sorte de fragilité de l'intestin, soit une réactivité exagérée du système nerveux, soit un état anormal de la nutrition.

De la rapide revue étiologique et pathogénique qui précède on ne peut que retirer l'impression de la grande complexité des facteurs déterminants des entérites chroniques, et pourtant ce sont les notions étiologiques et pathogéniques qui doivent toujours orienter la thérapeutique et permettre d'établir le régime et d'instituer les médications appropriées. Le médecin ne peut se contenter des traitements symptomatiques dont l'efficacité est insuffisante et seulement temporaire, quand ils ne sont pas nocifs.

Traiter une entérite chronique est une tâche délicate
et qui demande une observation attentive, souvent
prolongée, et beaucoup de tact et d'expérience. Cette
tâche demande aussi beaucoup d'éclectisme car
l'esprit de système ne saurait conduire souvent qu'à
des mécomptes.

Il conviendra aussi de ne pas oublier que certaines
entérites chroniques résultent de la collaboration de
plusieurs facteurs pathogéniques, qui devront être
simultanément visés.

Les cures hydro-minérales sont susceptibles de
rendre de grands services dans le traitement de cette
affection. Elles ne sauraient sans doute à elles seules
constituer tout le traitement et, d'autre part, elles
ne sont pas applicables à tous les malades. Il est
bien évident par exemple qu'une poussée aiguë, une
dépression extrême, l'existence de lésions de nature
tuberculeuse contre-indiquent la cure thermale. En
outre, il importe de rechercher quelle est la station
qui convient le mieux à tel cas particulier, après une
étude clinique complète aidée des modes d'investigation que les techniques modernes nous fournissent.
La complexité des facteurs déterminants de l'entérite chronique nous rend compte du nombre assez
important des stations qui peuvent réclamer semblables malades et nous explique aussi la difficulté
que peut rencontrer le médecin pour préciser la
station la mieux appropriée. Dans ces cas, on s'atta-
chera à discerner le facteur prédominant. Parfois,
on sera amené à prescrire successivement deux
cures qui se compléteront.

Le médecin doit bien connaître d'autre part le
mode d'action et les effets des diverses cures hydro-
minérales applicables au traitement des entérites

chroniques. Et c'est pour tous ces motifs que la lecture des *Etudes d'Hydrologie clinique*, dont les pages précédentes ne constituent que la préface, ne saurait être que très profitable au médecin... et surtout aux malades que ce dernier est appelé à diriger.

La Colite des dyspeptiques
et son traitement hydro-minéral

Par A. MAZERAN (de Châtel-Guyon).

I

De tous les éléments qui concourrent à la production du syndrome colitique, les dyspepsies intestinales tiennent la première place; presque toujours il en est le signe révélateur. Une dyspepsie sans manifestation colitique est une exception, une dyspepsie avec réaction colitique est le phénomène banal qui réclame la précision étiologique.

1° La Dyspepsie intestinale sans réaction colitique. — La dyspepsie intestinale simple que nous pourrions appeler *essentielle* par opposition avec celle qui s'accompagne de colite a cependant quelques signes originaux qu'il faut analyser :

Le premier en importance est *l'absence de diarrhée*, en effet le gros intestin, en état d'intégrité, conserve sa faculté d'absorber l'eau, contrairement à ce que l'on observe dans le catarrhe inflammatoire du colon. Les selles, au lieu d'être liquides, seront donc solides avec ce deuxième caractère très important : *leur volume excessif*, correspondant à une assimilation restreinte. De plus, le défaut de désagrégation du bol alimentaire, fera que *les selles seront celles d'un tachyphage* et présenteront des amas d'aliments inattaqués, décelables même à l'examen à l'œil nu.

La conséquence de cette assimilation profondément troublée amènera *un état de dénutrition remarquable* qui se traduira par *un amaigrissement inquiétant* susceptible d'en imposer pour un *diabète* maigre en évolution.

Enfin le trouble dyspeptique du grêle se traduira également par la constatation de *nombreux borborygmes*, précurseurs d'une diarrhée qui ne se confirmera pas. Ce signe, sur lequel MEDINAVEÏTIA (de Madrid) a attiré l'attention, présente une certaine valeur.

Mais, il faut bien le dire, ce syndrome du grêle sans retentissement colitique est rare; il est exceptionnel que l'arrivée dans le réservoir excal d'un bol alimentaire aussi mal élaboré n'y détermine pas de réaction inflammatoire. Ce n'est qu'au début des troubles sécrétoires qu'on peut le relever, et comme rarement une thérapeutique appropriée lui est opposée, très rapidement s'installe la colite avec son cortège symptomatique plus bruyant. Voilà pourquoi nous répétons que la colite est *le syndrome révélateur des dyspepsies intestinales insoupçonnées.*

2° La Colite des dyspeptiques. — Elle présente des caractères assez tranchés pour que, à côté des colites parasitaires, nerveuses et autres, elle trouve sa place dans le cadre nosologique.

Conséquence d'une déficience digestive persistante, on la note parfois chez des individus guéris de leurs troubles sécrétoires, dont elle reste comme la séquelle, éventualité qu'il y a lieu d'envisager pour expliquer la genèse de colites imprécisées.

Sa physionomie clinique est assez particulière et, sans en exagérer l'importance, il est possible, par une discussion minutieuse des symptômes, d'orienter un diagnostic incertain.

La diarrhée est le symptôme capital. Elle est toujours constatée lorsque la colite ne se localise pas au segment supérieur du gros intestin; une portion saine de colon sous-jacente à l'élément inflammatoire pouvant rétablir la fonction compromise (GOIFFON) de résorption de l'élément liquide. Elle est aussi le résultat du catarrhe sous-muqueux et de l'excitation secondaire de la motricité.

Ses caractères sont : l'apparition le matin au réveil (intestin réveil-matin de MATIGNON et BAUMANN) que l'on explique par l'intervention du système nerveux central : le sommeil calme l'excitabilité que le réveil ranime, tandis que pour la diarrhée du grêle, grâce à l'autonomie plus grande de son système nerveux, l'horaire est aussi bien diurne que nocturne. Cette diarrhée n'est pas seulement *matinale*, elle est aussi *post-prandiale*. Les relations étroites unissant au point de vue nerveux l'estomac et le gros intestin expliquent comment l'arrivée des aliments dans la cavité gastrique déclanche l'évacuation qui n'a rien de lientérique.

La sécrétion muqueuse, conséquence logique du travail inflammatoire, est abondante. Elle ne se traduit pas par le rejet de la fausse membrane longue, en doigt de gant ou en tube de la colite muco-membraneuse donnant aux non initiés l'impression du tœnia. Elle est plus discrète, s'incorpore plus intimement avec la masse fécale, se présentant sous la forme de petits amas glaireux plutôt que membraneux.

La douleur est diffuse, imprécise, le malade « a la sensation de son ventre ». L'évacuation en diminue l'intensité, mais ne la fait pas disparaître instantanément. Elle traduit bien l'état de souffrance d'une muqueuse exaspérée par le transit d'un bol fécal anormalement constitué.

Cette manifestation douloureuse n'a rien de comparable à la crise spasmodique des entéro-névroses qui se traduit par des sensations de crampes, de torsion et de poussées bilatérales vers le bas, rappelant jusqu'à un certain point la crise menstruelle.

Les gaz sont abondants, putrides, contemporains de la selle. Leur expulsion est facile contrastant avec ce qui se passe dans les colopathies réflexes ou spasmodiques où la difficulté d'expulsion s'accompagne de sensation de plénitude, de gonflement, de tympanisme.

II

L'analyse minutieuse des symptômes que nous venons d'étudier permettra d'aborder avec plus d'autorité le chapitre du diagnostic. Celui-ci comportera la solution des deux questions suivantes :

1° En présence d'une manifestation colitique, s'agit-il d'une révélation dyspeptique ?

2° S'il en est ainsi quelle est la sécrétion déficiente ?

1° Diagnostic de la colite dyspeptique. — La diarrhée matinale et post-prandiale, la sécrétion muqueuse en amas glaireux incorporés à la masse fécale, la douleur diffuse à paroxysme au moment

de la défécation, l'abondance de gaz et leur émission
facile sont, comme nous venons de le voir, les signes
révélateurs de la participation colitique à un processus de dyspepsie du grêle. L'absence, à l'examen
microscopique, de parasites (amibes, bacilles dysentériques, trichocéphales, helminthiase, lamblia, trichomonase, spirilles) permettra d'éliminer *la colite
parasitaire*. La *colopathie réflexe* ou essentielle a
trop de caractères tranchés pour que l'hésitation soit
de longue durée.

Les *manifestations colibacillaires*, les colibacillé-
mies que l'on commence à préciser, se distinguent
par leur évolution irrégulière, en poussées, par la
température, par le retentissement sur les organes
voisins (syndromes entéro-rénal de HEITZ-BOYER,
entéro-annexiel de BILLARD).

**2° Diagnostic étiologique : les formes de la
colite dyspeptique**. — C'est surtout l'investigation
coprologique qui déterminera la spécificité sécrétoire déficiente. Celle-ci peut intéresser l'estomac, le
grêle, le cœcum.

a) *Colite par déficience gastrique*. — Une diarrhée
impérieuse post-prandiale, la présence dans les
selles de fibres conjonctives intactes, le développe-
ment anormale de la flore intestinale, conséquence
de l'amoindrissement du rôle antitoxique du suc
gastrique, caractérisent cette forme.

b) *Colite par hypersécrétion gastrique*. — Le
chyme trop acide va modifier les synergies glandulaires qui seront troublées, les hydrates de carbone
mal influencés par les ferments gastriques subissent
incomplètement l'action des glandes salivaires, l'excitation chimique détermine sur l'intestin des réac-

tions spasmodiques. Il en résulte au point de vue clinique : la présence en excès dans les fèces de résidus hydrocarbonés et des troubles de la réflectivité du solaire modifiant la motricité intestinale et déterminant de la constipation spasmodique.

c) *Colite par déficience pancréatique.* — Au triple rôle physiologique qui est dévolu au suc pancréatique : transformation et désagrégation des matériaux azotés, dédoublement des graisses en acide gras et glycérine, transformation de l'amidon en maltose et glucose, correspondront des signes cliniques superposables : présence dans les selles d'amidon indigéré (grains libres et grains encellulosés), de corps gras à l'état nature, de fibres musculaires inattaquées. Et, conséquence d'une assimilation compromise : un amaigrissement significatif.

d) *Colite par déficience biliaire.* — La bile solubilise les acides gras pour en permettre l'absorption, elle exerce une action excitante sur la motricité intestinale, elle joue une rôle anticoagulant par le mucus intestinal. La déficience biliaire sera donc caractérisée par la constatation, dans les selles, des acides gras sous la forme de gouttelettes et d'aiguilles, de mucus et membranes en excès; la diminution de son pouvoir excito-moteur amènera de la constipation.

e) *Colite par déficience cœcale.* — Terme ultime du transit alimentaire, la cavité cœcale, estomac des aliments élaborés, verra s'accomplir les dernières modifications de l'acte digestif. Là s'opèrera, comme d'ailleurs sur toute l'étendue du gros intestin, la résorption de la partie aqueuse du bol alimentaire. Un séjour suffisant dans cette cavité permettra, grâce au concours microbien, la désagrégation des couches cellulosiques qui revêtent le grain d'amidon, permettant à celui-ci de subir, en dernier ressort, l'action de diastases amenées jusque-là (GOIFFON).

Un passage trop rapide dans le cœcum se traduira par un ensemble de signes qui constituera *le syndrome cœcal de dyspepsie* (GOIFFON).

La non-résorption des éléments solubles utilisables par l'organisme, déterminera l'apparition de la diarrhée.

L'insuffisance de la réduction de la bilirubine en hydrobilirubine ou stercobiline se traduira par la présence dans les selles de bilirubine (réaction colorante au sublimé) au lieu de stercobiline.

Enfin la non digestion de la cellulose permettra de déceler, dans les fèces, de nombreuses cellules de pomme de terre contenant pour la plupart de l'amidon, une flore iodophile abondante, une épreuve de la fermentation (SCHMIDT) positive.

Tels sont, très schématisés, les éléments types permettant une précision approximative pour déceler une déficience sécrétoire. Dans la pratique, nous nous hâtons de le dire, les choses ne se passent pas aussi simplement. Nous n'avons pas envisagé, et à dessein, la déficience pluriglandulaire, nous avons éliminé a priori la lésion organique, nous avons laissé à l'écart les réactions du système neuro-végétatif. Le but que nous nous sommes proposé d'atteindre s'est limité à tracer une voie aussi large que possible permettant de se diriger, grâce aux nombreux poteaux indicateurs que nous avons situés sur son parcours.

III

Le Traitement hydro-minéral de la colite des dyspeptiques : la cure de Châtel-Guyon.

Le traitement des dyspepsies intestinales et de la colite qui les accompagne est un chapitre très vaste; le cadre limité qui nous est imposé, nous oblige à nous restreindre à l'exposé de la thérapie hydro-minérale.

Et du reste, il y a peu d'affection qui en soit aussi spécialement justiciable; si par les procédés médicamenteux ou opothérapiques on peut obtenir des résultats intéressants, il n'en est pas moins vrai que l'action curative, modificatrice et régénérative « totius substantiæ » est le propre de ce traitement hydro-minéral.

Cette affirmation se trouve légitimée lorsque l'on considère la multiplicité des déterminations morbides, la variété de l'élément étiologique et surtout la qualité diathésique du terrain sur lequel évolue le trouble fonctionnel.

Deux indications principales doivent être posées :

1° Celles qui concernent l'élément colitique.

2° Celles qui regardent la déficience glandulaire.

1° Le Traitement de la colite. — C'est le mérite de nos confrères BARADUC et AYNE d'avoir insisté sur l'importance qu'il faut attacher à l'élément colitique dans le traitement. Nous-même avons insisté sur la valeur de la colite révélant des troubles dyspeptiques insoupçonnées et sur ces formes de colite persistant après la disparition du facteur étiologique.

La cure de Châtel-Guyon est incontestablement celle qui s'impose, si l'on s'en rapporte aux résultats obtenus.

Trois ordres de faits peuvent être invoqués pour en expliquer le mode thérapeutique :

a) La régularisation motrice;

b) La désintoxication;

c) La rénovation cellulaire.

a) La régularisation fonctionnelle. — C'est à la faveur du chlorure de magnésium, dont les propriétés sur la fibre musculaire lisse intestinale ont été étudiées et affirmées par LABORDE et plus récemment par CHIBRET, que s'exerce cette action régulatrice. Sous l'influence de l'élément microbien et des inflammations de la muqueuse, le rythme normal du péristaltisme s'exaspère, entretenant et favorisant la diarrhée. Conjointement à la diminution des troubles microbiens et aux modifications favorables apportées sur la muqueuse les réactions motrices seront moins vives, tandis que le chlorure de magnésium exercera son action sur le système lisse intestinal pour en régulariser le rythme.

b) La désintoxication. — Pour COHENDY, de l'Institut Pasteur, l'action de l'eau sur le microbisme intestinal est absolue. Elle semble atténuer la virulence des microbes, les mettre dans une sorte d'engourdissement qui permet aux sécrétions intestinales et biliaires plus abondantes de les expulser de la sous-muqueuse où ils paraissent élire domicile. PESSEZ, à son tour, démontre, preuve à l'appui, l'action éliminatrice microbienne, en rapport avec la quantité d'eau ingérée, se continuant longtemps après la cure.

Dans la colite des dyspeptiques il y a non seulement pullulation des flores normales secchanlytiques ou protéolytiques, mais encore exaltation de la virulence de certains hôtes habituels de l'intestin, rendus nocifs.

c) La rénovation cellulaire. — MM. DELBET, CARAJANOPOULOU et FIESSINGER, étudiant l'action de certaines substances modificatrices sur des plaies de guerre, ont montré que les solutions chlorurées magnésiennes sont douées d'une activité remarquable dans le phénomène de rénovation cellulaire par le mécanisme de l'appel leucocytaire ou leucophylactie.

Cette propriété s'exerce de toute évidence sur la muqueuse des colitiques, constamment traumatisée par un bol fécal mal élaboré et soumis à l'action agressive microbienne.

2° Le Traitement de la déficience glandulaire. — Les eaux de Châtel-Guyon jouissent de la propriété d'exagérer les sécrétions glandulaires : ce sont des eaux excito-sécrétoires.

Cette appréciation se base sur trois ordres de preuves :

L'injection intra-veineuse d'une solution chlorurée magnésienne exagère la sécrétion biliaire (expérience de LABORDE).

Chez des malades opérés et présentant des fistules biliaires, l'administration d'eau minérale produit un afflux de bile (MAZERAN).

A la fin de la cure thermale, les réactions chimiques dans les fèces permettant d'apprécier la valeur des sécrétions digestives (réaction de TRIBOULET-SCHMIDT) sont plus positives.

A côté de la cure de Châtel-Guyon, il est des cas

où le traitement de Vichy donne d'excellents résultats. Les insuffisances hépatiques par exemple, si souvent le point de départ de troubles intestinaux, se trouvent bien des cures associées Vichy-Châtel-Guyon. Il en est de même pour ces formes de colites, liées à de l'hypertension gastrique, qui trouvent dans la cure alcaline de Vichy une préparation salutaire au traitement consécutif de Châtel-Guyon.

Les Colites réflexes à Plombières

Par Félix BERNARD,

Ancien interne des Hôpitaux de Paris,
Médecin consultant à Plombières.

Les troubles intestinaux sont fréquents dans nombre d'affections. Mais peut-on dire qu'il y a des colites réflexes, le mot colite supposant une infection ? Oui, si l'on admet qu'au début il y a eu un simple trouble fonctionnel, qui a ouvert la porte à l'infection. La même objection a été faite au terme d'entéro-colite muco-membraneuse, la plus connue des colites réflexes, et la même réponse a été faite à cette objection; quoiqu'il en soit, le terme s'est maintenu dans le langage médical courant.

On avait signalé depuis longtemps les entérites consécutives aux maladies des femmes, à la lithiase biliaire, aux ptoses abdominales. L'expérimentation a montré la possibilité de provoquer des troubles intestinaux réflexes. SOUPAULT et JOUAUST (1) ont constaté l'apparition de selles glaireuses chez des lapins dont ils avaient irrité la vésicule biliaire, la trompe ou l'appendice. ROGER et TRÉMOLIÈRES (2)

(1) *Soc. de Biologie*, avril 1903.
(2) TRÉMOLIÈRES. — L'Entéro-colite muco-membraneuse. Etude critique, expérimentale et clinique. Boulangé, 1906.

ont déterminé des symptômes d'entéro-colite chez les animaux par quatre procédés : irritations mécaniques de l'intestin, *excitations nerveuses*, infections intestinales ou générales, intoxications et modifications dyscrasiques. Je rappellerai seulement pour mémoire les recherches que j'ai entreprises autrefois sous la direction de HALLION. En lésant par section ou ligature les filets des plexus mésentétériques, j'ai pu provoquer chez des animaux des selles glaireuses (1).

La possibilité de contracter des entérites réflexes s'observe surtout chez des neuro-arthritiques, ou si l'on préfère, des sujets qui, d'après des travaux récents, présentent les attributs de la vagotonie ou de la sympathicotonie, c'est-à-dire un trouble du fonctionnement des systèmes neuro-végétatifs, conditionné ou non par les sécrétions des glandes endocrines. Il est presque impossible, dans l'étude des colites réflexes, de différencier la part qui revient à chacun des deux systèmes neuro-végétatifs, les filets du vague et du sympathique étant étroitement associés dans les plexus abdominaux qui innervent l'intestin. D'autre part, l'action antagoniste des deux systèmes ne permet pas le plus souvent de reconnaître celui dont l'action est prépondérante. « Presque toujours, il y a enchevêtrement des manifestations sympathiques et parasympathiques ». (MAZERAN) (2).

Quoiqu'il en soit, les plexus abdominaux, réagissant par voie réflexe sur l'intestin, peuvent provoquer dans cet organe des *troubles sécrétoires*

(1) Congrès de Madrid, avril 1903, et *Presse Médicale,* juin 1905.
(2) A. MAZERAN. — Les Syndrômes neuro-végétatifs. *Journal de Médecine de Lyon,* juillet 1922.

(diarrhée, alternatives de diarrhée et de constipation, production de mucus, de membranes, de sable intestinal); des *troubles vaso-moteurs* (congestions, hémorrhagies); des *troubles nervo-moteurs* (spasme intestinal, constipation); des *troubles sensitifs* (douleurs abdominales); des *troubles trophiques* (ptoses diverses).

Le réflexe peut avoir son point de départ dans la muqueuse intestinale (réflexe à court circuit de MATHIEU), ou dans un organe plus ou moins voisin, estomac, foie, rein, organes génitaux (réflexe à long circuit). Je ne ferai que signaler les cas où les plexus abdominaux sont impressionnés par une cause centrale, trouble fonctionnel du système nerveux, hystérie, neurasthénie, psychoses diverses, maladie de Basedow, ou une affection organique, comme le tabes ou la paralysie générale.

L'intestin peut réagir de façon différente à ces diverses excitations. Tantôt, nous constatons de simples troubles fonctionnels, constipation, entérospasme, diarrhée, entéralgies; d'autres fois, nous voyons apparaître dans les selles des muco-membranes; dans beaucoup de cas, on observe le syndrome complet de l'entéro-colite muco-membraneuse.

La *constipation* est liée à des modifications de la motricité intestinale, à de l'hypertonie ou de l'hypotonie des systèmes neuro-végétatifs, ou plutôt à une dysharmonie dans leur fonctionnement. Ces modifications se traduisent par du spasme ou de l'atonie, et bien que ces deux états soient rarement complètement distincts et qu'il y ait le plus souvent chez le même sujet un mélange de spasme et d'atonie, il y a des cas où le spasme prédomine nettement. Ce sont surtout ces constipations spasmodiques que l'on observe à Plombières.

Les *diarrhées* d'origine nerveuse ou réflexe sont aussi particulièrement justiciables de cette station. Ici le terrain paraît jouer un rôle important. Les malades sont le plus souvent des neuro-arthritiques, très sensibles aux variations de température qui provoquent chez eux des flux diarrhéiques, alternant souvent avec des symptômes articulaires, des accès d'asthme, des poussées eczémateuses.

Les *entéralgies*, fréquentes dans toutes les affections abdominales, relèvent aussi de Plombières et de sa balnéation sédative.

Souvent les *muco-membranes* apparaissent dans les selles et ce symptôme a une grande importance pour le diagnostic de la colite. Il en est de même pour la lithiase intestinale qui est aussi un signe d'entéro-colite; enfin, l'on observe aussi parfois des *hémorrhagies intestinales* dues à des troubles vaso-moteurs réflexes.

Tous ces troubles, fonctionnels au début, prédisposent la muqueuse à l'infection. Ils se répètent, s'aggravent, retentissent sur l'économie et ainsi se trouve constituée la colite, véritable maladie.

Dans l'*entéro-colite muco-membraneuse*, nous retrouvons tous ces symptômes, constipation, alternatives de constipation et de diarrhée, expulsion de muco-membranes, parfois striées de sang, de sable intestinal, douleurs abdominales. La palpation de l'abdomen permet de constater des ptoses multiples, des contractures spasmodiques en certains points du gros intestin, des distensions atoniques en d'autres. Les malades sont amaigris, anémiés, digèrent mal, se plaignent de palpitations, de battements aortiques, de bouffées de chaleur, etc. Un état nerveux spécial plane au-dessus de la série des phénomènes morbides et donne à la maladie son allure propre. Ajoutons, au risque de trop nous répéter, que les malades sont des neuro-arthritiques et que le terrain joue un rôle primordial dans la genèse et la persistance de ces entérites.

Passons maintenant en revue quelques affections pouvant provoquer des colites réflexes.

La fréquence des *symptômes dyspeptiques* dans, les entérites est telle qu'il est difficile de distinguer s'ils sont primitifs ou secondaires. Toutefois il ne répugne nullement à l'esprit d'admettre qu'une affection de l'estomac (ulcus, cancer ou simple trouble fonctionnel) puisse réagir sur l'intestin par voie réflexe. Pour le professeur Albert Robin, l'hyperesthénie gastrique serait même la cause principale de la colite muco-membraneuse; la production de membranes serait un mode de défense de la muqueuse intestinale irritée par le passage d'un bol alimentaire acide. Retenons ce fait que fréquemment les malades ont souffert de l'estomac avant de présenter des symptômes d'entérite.

Les *hémorrhoïdes*, les *vers intestinaux*, les *brides et coudures du colon* sont aussi des causes de colite réflexe.

L'*appendicite chronique* est souvent associée à l'entéro-colite. Sans doute, dans beaucoup de cas, la colite précède et prépare l'appendicite. Mais fréquemment aussi, l'appendicite est la cause directe de la colite, et nous admettrons avec beaucoup d'auteurs, G. Lyon, Soupault et Jouaust entre autres, qu'elle la provoque par voie réflexe. Du reste, l'appendicite créée par la colite peut, à son tour, retentir sur l'intestin et, constituant une épine irritative, entretenir l'affection causale.

Il n'est pas rare d'observer la coexistence de la *lithiase biliaire* et de la colite. Il en est de même pour la *lithiase rénale* et la néphroptose. Toutes les ptoses viscérales peuvent aussi s'accompagner d'entérite. Dans ces cas, on peut se demander si ce n'est pas la même cause qui provoque, par l'intermédiaire des plexus abdominaux, la colite et la ptose, trouble trophique. Mais quelle que soit la conception pathogénique que l'on adopte, il n'est pas douteux que la ptose, une fois installée, ne puisse, à son tour, déclancher une colite réflexe.

Les *affections utéro-annexielles* se compliquent souvent de troubles intestinaux. NONAT, dès 1860, signalait la coïncidence de ces maladies et de l'expulsion de muco-membranes. Depuis, nombre d'auteurs ont noté l'apparition d'entérites dans les métrites, les déviations utérines, les fibromes, les salpingites, les phlegmasies péri-utérines. Bien qu'on ait incriminé une cause mécanique ou la propagation d'une infection, l'on admet généralement qu'il s'agit dans ces cas d'un trouble réflexe Rapprochons de ces faits la recrudescence des crises douloureuses entéralgiques ainsi que les poussées appendiculaires au moment des règles.

Cette diversité des causes provocatrices des colites réflexes, la variété et l'intensité plus ou moins accentuée des symptômes font qu'il est impossible de tracer un tableau clinique répondant à la majorité des cas. Tantôt il s'agira d'une femme dans l'âge moyen de la vie, ayant souffert à diverses reprises de coliques hépatiques et accusant quelques symptômes d'entérite. Ou bien ce sera une jeune femme se plaignant en même temps de quelques troubles dans la sphère génitale et de malaises gastro-intestinaux. D'autres fois les symptômes intestinaux prendront une importance capitale et masqueront la maladie primitive, cause du réflexe. Parfois on aura le tableau complet de la colite muco-membraneuse avec son cortège de symptômes locaux et généraux et l'ensemble des troubles nerveux qui la caractérisent.

Chez ces malades, la cure idéale sera celle qui s'attaquera à la fois à la maladie, à sa cause et au terrain sur lequel elle évolue. Plombières répondra dans beaucoup de cas à cette triple indication.

Les eaux de Plombières ont une action essentiellement sédative, due vraisemblablement à leur radioactivité. Elles calment les phénomènes douloureux et éréthiques et modèrent la désassimilation du système nerveux. Ces propriétés calmantes sont surtout remarquables lorsqu'elles s'exercent sur les affections du tube digestif, intestin et estomac. En agissant plus ou moins directement sur l'innervation de ces organes, les bains modifient leurs sécrétions, combattent les phénomènes inflammatoires dont ils sont le siège et régularisent leurs fonctions. Les eaux jouissent aussi de propriétés anti-rhumatismales reconnues depuis longtemps. Ces modifications apportées aux fonctions gastro-intestinales et à la nutrition paraissent dépendre d'actions s'exerçant sur les plexus abdominaux et les systèmes neuro-végétatifs.

Quelles sont les colites réflexes justiciables surtout de la cure de Plombières ? Ce sont celles où l'on devra recourir à l'action sédative de la station, c'est-à-dire les formes douloureuses, celles où l'on observe des spasmes intestinaux accentués et de la constipation spasmodique, les formes avec diarrhée, ou alternatives de constipation et de diarrhée, surtout lorsque les troubles sécrétoires sont nettement d'origine nerveuse, celles qui évoluent chez des névropathes, ou chez des sujets présentant des manifestations arthritiques prononcées (rhumatismes, névralgies).

Très souvent, on aura intérêt à traiter tout d'abord la cause provocatrice de la colite réflexe, quitte à soigner ensuite celle-ci quand elle n'aura pas été guérie complètement, quand l'effet subsistera à la cause. Mais dans nombre de cas la maladie primitive pourra être traitée avec avantage à Plombières.

C'est ainsi que l'hypersthénie gastrique, cause fréquente de colite, sera justiciable du traitement.

Dans l'appendicite chronique, le traitement thermal devra habituellement céder le pas à l'intervention. Toutefois ce traitement, sans action sur la lésion appendiculaire, modifiera avantageusement les troubles gastro-intestinaux concomitants et, s'il ne guérit pas le malade, le préparera à subir l'acte opératoire dans de meilleures conditions. Même après l'intervention, la cure thermale peut encore être favorable en agissant sur les reliquats d'entérite, sur les adhérences et les symptômes douloureux qui peuvent persister.

Dans les affections hépatiques on devra recourir à une station spécialisée. Toutefois, dans la lithiase biliaire, la balnéation de Plombières, par son action sédative et anti-spasmodique, donnera parfois de brillants résultats, et tel lithiasique, venu à Plombières pour y soigner une entérite, sera étonné de l'amélioration apportée à ses troubles hépatiques.

Nombreuses sont les indications de Plombières dans les affections utéro-ovariennes, accompagnées ou non d'entéro-colite. Citons les dysménorrhées,

surtout les dysménorrhées à symptômes douloureux
prédominants, les dysménorrhées congestives des
rhumatisantes et des goutteuses, les névralgies pel-
viennes, les métrites et les annexites à forme irritable et douloureuse, celles qui s'observent chez des
névropathes ou des arthritiques, celles qui se compliquent de ténesme vésical, de symptômes de
cystite, bref toutes les affections où la douleur est le
symptôme prédominant et où l'on doit rechercher la
sédation.

Le traitement utilisé à Plombières chez ces malades est surtout un traitement externe. Bien que
les eaux soient utilisées en boisson, bains, douches,
douches-massages, douches vaginales, douches intestinales, étuves, le bain tiède, plus ou moins
prolongé, constitue la médication type de Plombières. Donnons aussi une mention spéciale à la
douche abdominale chaude (40 ° à 50°), donnée sur
le ventre à travers l'eau du bain, avec une pression
des plus modérées, et que l'on désigne par l'expression incorrecte, mais expressive, de douche abdominale sous-marine. On combine ainsi les effets d'un
massage très doux avec ceux de la thermalité de
l'eau projetée. On fait aussi grand usage, à la station,
des applications de compresses imbibées d'eau minérale chaude. Quant aux irrigations intestinales,
leur emploi sera des plus restreints à Plombières,
la clientèle de la station se composant surtout d'entéritiques douloureux et hypersthéniques.

Colites graves et Traitement hydro-minéral

Le " goutte à goutte " rectal.

Par J. BAUMANN (de Châtel-Guyon).

En aucun cas une cure hydro-minérale ne pourrait prétendre à être l'unique traitement de ces colites graves ulcéreuses ou dysentériformes qui sont caractérisées par la présence dans les fèces, de glaires, de pus et de sang et par des lésions plus ou moins profondes, plus ou moins étendues de la muqueuse ou de la sous-muqueuse du gros intestin. Elles exigent avant tout un traitement spécifique, car il est rare qu'elles ne soient pas sous la dépendance d'un agent parasitaire ou infectieux. Les parasites comptent parmi les causes les plus fréquentes, ce sont les amibes de la dysenterie, les flagellés (lamblia, trichomonas, etc.), les spirilles, ce sont aussi parfois les oxyures. Ce sont parfois des infections, bacille de la dysenterie, bacilles d'Eberth ou paratyphiques, tuberculose. Plus rarement c'est une intoxication ou une irritation mécanique qui se trouve à l'origine. Quoi qu'il en soit, il est indispensable de déterminer cette cause et de l'éliminer par une thérapeutique causale appropriée.

Le traitement diffère aussi si on envisage la colite au point de vue de son évolution ou des éléments anatomiques intéressés. Il ne sera pas le même pour des lésions inflammatoires récentes ou pour des formes anciennes torpides et atones, pour des lésions superficielles qui n'atteignent que la muqueuse du gros intestin et pour des lésions profondes qui se sont propagées à la sous-muqueuse, ont infiltré la paroi et ont déterminé de la péricolite et des réactions péritonéales. Il faut donc avant tout connaître par des examens de laboratoire fréquents et répétés l'agent spécifique, et ensuite par la rectoscopie préciser la gravité des lésions, leur étendue, leur siège et leur phase d'évolution. Lorsque l'agent spécifique aura disparu, lorsqu'il ne persistera que des lésions entretenues par des germes infectieux secondaires, lorsqu'on aura affaire à des lésions anciennes, *refroidies*, ayant tendance à la suppuration, à des plaies torpides et atones, il sera bon d'envisager l'éventualité d'une cure thermale. Celle-ci peut alors prétendre à réactiver les tissus, à réveiller leur vitalité et à exciter le processus de cicatrisation entravé par le contact permanent de produits putrides et de germes pathogènes nombreux et divers.

Donc, en premier lieu, traitement variable suivant l'agent en cause, puis pansements locaux et antiseptiques, en l'espèce lavements gélosés selon la technique de M. FRIEDEL (1), additionnés ou non de substances médicamenteuses : nitrate d'argent, sels de bismuth, novarsénobenzol (TAILLANDIER), etc. En fin de compte, si les résultats ne sont pas complets et définitifs, cure hydro-minérale. Ici encore il nous semble plus logique d'avoir recours à des applica-

____

(1) *Paris Médical*, 1ᵉʳ avril 1922.

tions locales d'eau minérale, qui ont, en outre de leur action sur l'activité cellulaire, l'avantage de déterger la muqueuse et la débarrasser des mucosités, des sécrétions, des produits de desquamation épithéliale qui l'infectent et l'irritent. Notre expérience personnelle avec les eaux de Châtel-Guyon nous en a montré l'efficacité en des cas paraissant des plus graves, mais encore une fois à condition d'agir sur des formes refroidies et de préférence muco-purulentes.

Les eaux de Châtel-Guyon se prêtent admirablement à cette utilisation et réunissent un certain nombre de conditions favorables. Elles sont riches en chlore, magnésium et calcium. Le chlorure de magnésium (1 gr. 60) et les sels de chaux (2 gr. 20) comptent parmi ses éléments particuliers et l'on sait les travaux de MM. DELBET, FIESSINGER, GUILLAUME LOUIS sur le chlorure de magnésium et son emploi dans le traitement des plaies de guerre comme succédané du liquide de DAKIN, antiseptique et cicatrisant. On sait aussi, d'après les travaux de M. LŒPER, combien les sels de chaux sont utiles dans le traitement des affections intestinales. Elles possèdent une thermalité optima (34°-38°) qui permet d'employer l'eau native, sans aucun artifice et avec toutes ses qualités. Enfin leur concentration moléculaire voisine de l'isotonie en fait un véritable sérum, très bien toléré, ne causant aucune réaction douloureuse ou spasmodique comme c'est le fait de certaines eaux minérales hypotoniques. Malgré cela le lavage de l'intestin, tel qu'on le pratique habituellement, a encore un caractère trop brutal lorsqu'il faut agir sur un intestin lésé et irritable. Aussi pour rester un procédé de douceur, pour réaliser un véritable bain intestinal demeurant assez

longtemps en contact avec la muqueuse, nous donnons la préférence à la méthode dite de Murphy,
employée en chirurgie pour les injections rectales
de sérum physiologique. C'est le lavage par instil-
lations, *goutte à goutte.*

L'appareillage est des plus simples. Sur le tuyau
d'arrivée on place une vis de pression et au-dessous
un regard ampullaire en verre dans lequel l'eau
minérale arrive par un conduit du calibre d'un
compte-goutte. Au moyen de la vis on diminue ou
on augmente le débit et on règle à un certain nombre
de gouttes à la minute. Sachant, par exemple, que
l'appareil réglé à 100 gouttes à la minute, débite
environ un litre à l'heure, il sera facile de déterminer la quantité introduite dans un laps de temps
donné. Cela permet d'utiliser l'eau minérale venant
directement du griffon sans en emmagasiner une
certaine quantité dans un récipient où elle subit
rapidement une déperdition de chaleur et de gaz.
Le maintien d'une température constante est d'ailleurs une condition importante et s'il est nécessaire
de mettre l'eau minérale dans un récipient il sera
bon d'avoir à sa disposition un vase à double paroi
avec circulation d'eau chaude ou d'isoler les con-
duits.

Au préalable on donnera un lavement simple de
250 à 500 grammes de façon à débarrasser la muqueuse des mucosités et des matières fécales qui la
tapissent. Aussitôt après son évacuation on donnera
le lavage goutte à goutte, le malade étant en décu-
bitus latéral droit ou abdominal, après avoir au préalable réglé l'appareil à une cadence déterminée de
100 à 150 gouttes à la minute, pendant un temps variable suivant la quantité que l'on veut donner et la
tolérance du sujet. L'eau de Châtel-Guyon, adminis-

trée dans ces conditions, est en général bien suppor-
tée. Elle ne cause aucune irritation spasmodique, au
contraire, les malades accusent après le goutte à
goutte une sensation de fraîcheur et de détente
abdominale. Il est superflu de dire que tout signe
d'intolérance doit en faire suspendre l'emploi ou
tout au moins nécessiter une application minutieuse,
en faire régler le temps, la quantité, la température
suivant les réactions individuelles. Alors même qu'il
est bien toléré il est utile de ne l'employer que selon
les nécessités du moment et n'en pas abuser. Dans
les cas les plus favorables il ne paraît pas indispensable de le pratiquer plus de deux ou trois fois par
semaine. On peut dans ces cas alterner son emploi
avec les lavements gélosés additionnés de substances
médicamenteuses variées. Comme le fait remarquer
M. FRIEDEL, on obtient de meilleurs résultats en
changeant de médicament tous les trois ou quatre
jours.

La cure interne, à petites doses, est un heureux
adjuvant du lavage intestinal, mais dans ces cas de
colites graves on donnera la préférence à une modalité thermale très en faveur à Châtel-Guyon, c'est-
à-dire les applications de boues minérales hyperthermales. Leur action antiphlogistique très éner-
gique complètera les effets de la cure interne et on
comprendra aisément comment avec ces trois
moyens on peut avoir raison de colites rebelles, de
lésions anciennes, de séquelles dues à des infections
secondaires qui entretiennent et exagèrent la lésion
spécifique initiale.

L'Entéro-névrose

(Entérocolite muco-membraneuse
d'origine nerveuse)

son traitement à Plombières

Par Paul FROUSSARD.

Ancien interne des Hôpitaux de Paris,
Médecin consultant à Plombières.

L'entérocolite muco-membraneuse n'est plus, actuellement, considérée comme une entité morbide à pathogénie unique et bien déterminée, mais simplement comme un syndrome clinique, évoluant sur un terrain prédisposé par le neuro-arthritisme à la suite de causes multiples et diverses. Si l'entérocolite muco-membraneuse est très souvent symptomatique d'un état inflammatoire, infectieux, plus ou moins étendu, plus ou moins grave de la muqueuse et des différentes tuniques du tractus intestinal, elle peut être, également, occasionnée par la présence de protozoaires dont beaucoup nous sont, actuellement, connus. De plus, il n'est pas rare d'observer une semblable symptomatologie alors que l'intestin lui-même ne présente aucune lésion : il ne s'agit que de troubles fonctionnels. La sensibilité, la motricité, la sécrétion des nombreuses et différentes glandes de l'appareil digestif sont troublées uniquement du fait d'une innervation défectueuse. Tantôt c'est l'état pathologique d'un organe voisin qui détermine, par voie réflexe, ces troubles dans le fonctionnement du gros intestin : il s'agit d'une *entéro-colite muco-membraneuse réflexe*. Tantôt l'examen clinique le plus minutieux, appuyé sur les résultats de la radioscopie et des multiples analyses de laboratoire, force de conclure à l'absence de lésions non seulement du tractus intestinal lui-même mais aussi des organes environnants en rapports avec lui. *Seule l'innervation intestinale peut être incriminée.*

En l'état actuel de nos connaissances, il est impossible d'interpréter exactement la nature des troubles nerveux capables de provoquer de telles perturbations dans le fonctionnement de l'intestin. Ne s'agit-il toujours que d'une simple névrose ? Les progrès de l'histologie nous permettront-ils de trouver, un jour, des lésions là où jusqu'à présent nous nous croyons en droit d'affirmer l'intégrité des éléments nerveux ? Autant de questions auxquelles on ne peut actuellement répondre que par des hypothèses. Quoiqu'il en soit, ce que nous devons retenir de ce qui précède, c'est qu'à côté des entéro-colites muco-membraneuses d'origine infectieuses ou parasitaires, il existe des entéro-colites muco-membraneuses purement fonctionnelles, nerveuses, qu'on peut dénommer, par opposition aux premières, « entéro-colisme », « névroses entéro-coliques », « entéro-névrose ».

Ces dernières sont particulièrement intéressantes à étudier et surtout à reconnaître car elles exigent un traitement spécial, et du diagnostic étiologique seul dépendra le succès thérapeutique.

A première vue, la symptomatologie de « l'entéro-névrose » ne diffère en rien de celle de « l'entéro-colite ». En particulier on y retrouve les trois grands symptômes qui ont été de tout temps considérés comme primordiaux, et décrits comme le « trépied clinique » de cette affection : la constipation, la douleur, la production exagérée et le rejet par l'anus de mucus plus ou moins concrété jusqu'à prendre l'aspect membraneux. Seul l'examen microscopique et chimique de ces productions muqueuses peut avoir une valeur pathognomonique en révélant ou non leur nature inflammatoire.

Toutefois l'étude de chacun de ces trois grands symptômes, l'analyse de leurs modalités, de leurs caractères, de leur prédominance, permettent le plus souvent de dépister l'étiologie, la nature exacte d'un cas donné d'entéro-colite muco-membraneuse.

Nous allons passer rapidement en revue les différents symptômes cardinaux en insistant plus particulièrement sur les particularités qui peuvent leur donner une réelle valeur diagnostique.

Les **douleurs** qu'accusent les malades sont extrêmement *variables* dans leur intensité, dans leur caractère et leur localisation; les comparaisons ordinairement employées pour les décrire témoignent de cette grande diversité. Elles ne présentent aucune *localisation fixe*, étant toujours plus ou moins généralisées, sans que, nulle part, il n'y ait nettement de maximum. Survenant sous forme de crises, elles apparaissent, en général, *sans horaire fixe*, pour *disparaître complètement* pendant un temps plus ou moins long. Elles ne se produisent quelquefois qu'au moment d'une garde-robe qu'elles semblent annoncer, mais le plus souvent, elles se manifestent à un moment donné quelconque du jour ou de la nuit sans aucun rapport avec une phase digestive. Elles

surviennent le plus souvent sans *raison apparente*
ou à la suite d'une cause des plus variables, des plus
insignifiantes d'ordre psychique, émotif ou sensitif.
Leur apparition peut être brusque ou progressive.
Elles peuvent, de même, disparaître brusquement
ou petit à petit, laissant après elles une sensation
d'endolorissement, de malaises mal définis.

Dans l'entéro-névrose muco-membraneuse on
observe tous les types connus de la **constipation,**
tout aussi bien la *constipation totale* plus ou moins
opiniâtre, que les différentes *constipations « dissociées »* : *horaire, qualitative, quantitative.* Ce qui
frappe surtout le malade, c'est la forme spéciale de
ses déjections, il insiste tout particulièrement sur
leur petit calibre, et se complaît à les décrire sous
la forme de « rubans », de « crottes de biques, de
lapins », de petits cylindres « pas plus gros qu'un
crayon, que le petit doigt », de copeaux, de râclures.
Ces comparaisons montrent clairement qu'il s'agit
toujours d'une constipation du type « **spasmodique. »**

Après plusieurs jours de constipation plus ou
moins opiniâtre peuvent survenir, spontanément,
des selles diarrhéiques, s'accompagnant, en général,
de douleurs assez vives. Ces **débâcles** sont caractérisées par des selles multiples; les matières
d'abord dures et sèches deviennent de plus en plus
molles, et les dernières gardes-robes sont franche-
ment aqueuses, ou plutôt muqueuses. Ces débâcles
s'accompagnant de douleurs abdominales, en général fort vives, d'épreintes, souvent de ténesme, de
malaise général, sont fort redoutées des malades.

Ces crises de fausse diarrhée peuvent se rappro-
cher et se succéder au point de masquer plus ou
moins la constipation. Les selles journalières, par-

·fois multiples dans les 24 heures, sont alors composées d'un liquide plus ou moins abondant, plus ou moins séro-muqueux, au milieu duquel nagent **toujours** des *scyballes*, des fragments durcis de matière fécale, des glaires, des *fausses membranes*. La présence de ces scyballes et des fausses membranes est particulièrement intéressante, car elle dénonce le mécanisme même de cette prétendue diarrhée, due uniquement à la réaction colique provoquée par la coprostase. Toutefois, devant la constance et la répétition de ces selles de fausse diarrhée, certains auteurs ont cru pouvoir décrire une forme diarrhéique de l'entéro-colite muco-membraneuse.

Le **rejet habituel** par l'anus, soit seul soit avec des matières, de **mucus** plus ou moins épais et filant, souvent sous la forme de crachats ou de membranes d'épaisseur variable, pouvant atteindre plusieurs centimètres de long et de large, est la caractéristique aussi bien de l'entéro-névrose que de l'entéro-colite muco-membraneuse. Ces productions muqueuses ont été le sujet de trop d'études pour que nous nous attardions à en décrire la diversité de formes, dimensions, de modes de leur apparition, et que nous discutions leur génèse. Ce qu'il importe de bien retenir, c'est que les analyses chimiques, les examens microscopiques de ces productions muqueuses ne permettent jamais, dans l'entéro-névrose, d'y déceler des traces d'éléments inflammatoires. Il n'en est pas de même dans les cas d'entéro-colite, où avec le mucus apparaissent les éléments et les différents produits caractérisant l'inflammation.

Les symptômes subjectifs dits « **secondaires** » sont extrêmement fréquents dans la névrose intestinale. C'est peut-être même dans cette forme de l'entéro-colite qu'ils sont les plus nombreux. les plus divers, les plus apparents. On ne saurait s'en étonner, car il est difficile d'admettre que les troubles nerveux du grand sympathique restent uniquement localisés dans le domaine du gros intestin; ils y prédominent, certes, mais ils se retrouvent plus ou moins nettement dans les autres organes soumis à l'innervation de ce système nerveux spécial. On peut donc toujours noter des troubles variables de fréquence et d'intensité, du côté de l'estomac, de la sécrétion hépatique et des diverses glandes, de la circulation (palpitations, spasmes des capillaires), de la respiration, de la vision, de l'audition, de la sensibilité générale, etc., etc. Tous ces troubles n'apparaissent qu'à certains moments, souvent sous la forme de crises plus ou moins violentes et nettement déterminées par un réflexe à point de départ intestinal.

Tous ces troubles sont intéressants à signaler, car leur intensité et la gêne qu'ils peuvent provoquer les mettent souvent au premier plan des préoccupations des malades et de ce fait le diagnostic peut s'égarer.

Signalons également, pour être complet, que chez les malades atteints d'entéro-névrose, il est extrêmement fréquent d'observer des symptômes plus ou moins marqués d'insuffisance endocrinienne.

Les symptômes objectifs de l'entéro-névrose présentent assez souvent certaines particularités utiles à étudier.

A **l'inspection** de l'abdomen, dans la position couchée ou debout, on peut rencontrer toutes les différentes formes de ventre connues et décrites : ventre en ballon, ventre tombé, en tablier, trilobé, ventre plat, rentrant, affaissé, en bateau, etc.

En général, à la **palpation** la tonicité et l'élasticité sont diminuées, cependant, chez certains sujets à réflexes exagérés, la contraction des muscles de la sangle abdominale, peut donner la sensation du ventre « en bois ».

La percussion, en dehors de la zone de matité du foie, plus ou moins étendue du reste suivant les jours, fait rendre une sonorité des plus variables par zone. Au lieu d'être, comme normalement, à peu près semblable à lui-même dans toute l'étendue du ventre (en dehors bien entendu de la région stomacale), le son varie d'une façon très notable dans son intensité, sa hauteur et son timbre suivant la région percutée. La topographie des différentes zones que l'on peut ainsi déterminer, se modifie du reste suivant la position du malade et suivant le moment où est pratiqué l'examen. Ce fait témoigne que, par suite de l'état spasmodique de segments plus ou moins étendus de l'intestin, les gaz n'y sont plus répartis sous une même tension : ils s'accumulent dans certaines anses et manquent presque totalement dans d'autres.

A la **palpation,** il est très facile de suivre plus ou moins dans tout son trajet le gros intestin. Il est, en effet, le plus souvent en état de spasme et, en tout cas, il est facile, par des manœuvres un peu brusques de provoquer ce dernier. Ce spasme, suivant son intensité, donne au colon l'aspect d'un ruban aplati, à parois épaissies, d'un tuyau de caoutchouc de rénittence variable, d'un tuyau de plomb; il permet aussi de différencier facilement le gros intestin au milieu de la masse viscérale.

Ce qu'il faut surtout noter, c'est que ce spasme est extrêmement *variable et mobile dans le temps et dans l'espace.* Sa topographie varie d'un examen à un autre, et souvent même durant le même examen, il peut complètement disparaître et telle partie qui aura été trouvée un moment sous la forme d'un tuyau de plomb peut apparaître dans la suite sous la forme d'un sac à parois flasques plus ou moins rempli par des gaz. Enfin ce spasme ne prédomine nullement sur tel ou tel segment de l'intestin.

Pendant l'examen il est facile de provoquer des mouvements de latéralité des anses coliques; les mésos permettent plus ou moins ces déplacements latéraux sans provoquer de douleurs spéciales, sans faire apparaître de « défense » de la paroi : le contraire entraîne l'hypothèse d'une colite et d'une péri-colite segmentaire.

Lorsque le spasme du colon est assez généralisé pour qu'on puisse le suivre dans toute son étendue, l'angle droit paraît souvent abaissé et très fermé, mais dans ce cas il est facile de dissocier avec la main, et sans douleur, le colon ascendant de la première portion du colon transverse. Ce dernier se présente en général en forme de V ou d'U descendant plus ou moins bas vers le pubis. Par contre il nous a été donné aussi de le trouver transversalement tendu d'un angle à l'autre, traversant directement l'abdomen au niveau de l'ombilic. C'est assez dire que si la ptose et le mega-colon sont fréquents ils ne sont pas cependant la règle.

Ajoutons que la radioscopie ne fait que confirmer ces renseignements fournis par une palpation soigneusement pratiquée.

La *marche* de l'entéro-névrose est extrêmement variable. Il est impossible de préciser le début de l'affection. Elle se développe petit à petit, suivant et précisant des troubles intestinaux, variables, mal définis, souvent intermittents.

Dans les antécédents du malade, en dehors des différents stigmates ou accidents du neuro-arthritisme, on relève « une grande sensibilité intestinale ». Dès le jeune âge c'étaient des indigestions fréquentes, des douleurs abdominales au moindre refroidissement, des coliques, des crises de diarrhée. La diarrhée émotive est souvent relevée. La constipation date de la seconde enfance, sinon de l'adolescence. Au début toujours négligée, quelquefois même admise et entretenue bénévolement, cette constipation a fini par devenir gênante : tous les laxatifs possibles ont été alors mis en usage, et leur abus n'a fait qu'augmenter la susceptibilité intestinale. Les douleurs sont survenues, d'abord vagues puis sous forme de crises de plus en plus intenses, de plus en plus rapprochées. En même temps apparaissaient et s'installaient petit à petit des troubles de l'état général : céphalée, inappétence, amaigrissement, mauvaise nutrition des téguments, troubles nerveux variables d'origine toxique ou réflexe.

Un examen, souvent fortuit, des excréta, en révélant la présence de mucosités, de fausses membranes, a permis enfin d'établir le diagnostic précis de la cause de ces symptômes multiples et variés. Le type clinique de l'entéro-névrose, de l'entéro-colite d'origine nerveuse ne demeure pas constamment à l'état de pureté. Le mauvais fonctionnement de l'intestin, la coprostase et les modifications de la flore intestinale qu'elle entraîne, les fermentations secondaires que provoque cette dernière, les différents troubles circulatoires prédisposent la muqueuse intestinale à l'infection. Aussi n'est-il pas rare qu'à certains moments de l'affection surviennent des poussées inflammatoires, d'origines infectieuses plus ou moins nettes, plus ou moins tenaces. Les crises douloureuses avec débâcles s'accompagnent alors de fièvre quelquefois caractérisée par une température élevée, et de tous les symptômes classiques d'une colite segmentaire aiguë ou sub-aiguë. Mais ces poussées inflammatoires d'entéro-colite muco-membraneuse ne sont qu'un accident, qu'une complication survenant au cours de l'évolution de l'entéro-névrose.

Il est certain que la thérapeutique instituée contre l'entéro-colite d'origine nerveuse n'aura de chances de succès que si elle s'adresse à la cause elle-même de l'affection. Elle devra donc être avant tout dirigée contre l'état nerveux responsable des troubles fonctionnels du tractus intestinal, ce qui toutefois n'empêchera pas d'avoir recours à la thérapeutique symptomatique de ces différents troubles.

C'est donc surtout la sédation des plexus nerveux intestinaux que nous devons nous efforcer d'obtenir. La station hydro-minérale que l'on devra conseiller dans l'entéro-névrose est, sans discussion possible, Plombières-les-Bains. Cette station, connue dès l'époque romaine, s'est de tout temps recommandée à l'attention des thérapeutes par ses effets incontestables sur le système nerveux en général et en particulier sur le système grand sympathique. C'est à juste titre qu'on la considère comme spécifique contre les douleurs d'origine nerveuse, et plus particulièrement les douleurs viscérales. Comme le témoignent les nombreuses publications des anciens médecins de la station, on y a toujours soigné les viscéralgies, l'entéralgie, les névralgies abdominales, la goutte, le rhumatisme abdominal, autant de désignations nosographiques différentes de l'affection qui fait le sujet de cette étude.

Certes, si ces eaux peuvent être empiriquement considérées comme spécifiques de la sédation nerveuse, faut-il encore, pour obtenir le maximum de résultats, les employer suivant les méthodes hydrothérapiques particulièrement sédatives par elles-mêmes. Le mode d'application, en effet, d'une eau thermale peut à volonté augmenter, diminuer ou même anéantir les effets propres dus à sa composition.

La tradition, d'accord du reste avec l'observation des résultats, veut que les eaux thermales de Plombières-les-Bains soient surtout et avant tout employées en bains généraux. La température du bain sera telle qu'elle ne puisse provoquer aucune sensation désagréable de fraîcheur ou de chaleur. Il devra être journellement et progressivement prolongé jusqu'au moment où, par sa durée, il peut amener de l'excitation ou tout au moins de l'énervement passager. La réaction qui suit le bain doit être surveillée de près, il importe de la favoriser de façon à ce qu'elle s'effectue, en quelque sorte, en dehors de l'organisme ou tout au moins en lui demandant le minimum d'efforts. La coutume veut qu'immédiatement après le bain on se recouche dans un lit tiède. Ce repos au lit après le bain est très apprécié des malades qui jouissent alors d'un grand calme, d'une détente générale, et se laissent souvent aller, avec un grand bénéfice, à une douce somnolence.

Une excellente pratique est la douche sous-marine, douche en pluie très fine, très chaude, donnée sans pression sur le ventre, à travers l'eau de la baignoire, pendant les dernières minutes du bain.

La sédation provoquée par ce massage vibratoire, très léger, très doux et très chaud est en général immédiate. Souvent les douleurs abdominales sont tout de suite calmées par cette manœuvre. Les bons effets de la douche sous-marine peuvent être augmentés et en tout cas entretenus et prolongés par le « cataplasme radioactif », c'est-à-dire par l'application sur le ventre d'un pansement chaud fait avec des compresses imbibées avec l'eau radioactive de Plombières.

Suivant le degré de la nervosité du patient on aura recours ou non à des douches générales, soit douches Tivoli tièdes, en pluie, en jet brisé, soit douches écossaises, ou alternatives, d'un maniement toujours fort délicat et d'une application souvent difficile.

Dans l'entéro-névrose, l'entéroclyse est très peu recommandable : elle ne fait, en général, qu'augmenter les différents symptômes morbides. De l'avis de la grande majorité des thérapeutes elle est formellement contre-indiquée dans l'entéro-spasme et dans l'entéro-névrose.

Par contre la cure de boisson, instituée avec l'eau éminemment diurétique de la source Alliot, est particulièrement indiquée dans tous les nombreux cas où l'on note des symptômes d'auto-intoxication. Grâce à cette cure de boisson, on assure un « véritable « lavage de l'organisme ».

Bien entendu, l'application du traitement doit être modifiée suivant chaque cas particulier, et dans bien des circonstances nous devrons, en même temps, avoir recours aux diverses préparations pharmaceutiques ou à d'autres manœuvres physiothérapiques, comme la massothérapie, l'héliothérapie, etc., etc.

Les Troubles intestinaux
d'origine hépatique
et leur traitement hydro-minéral

Par Roger GLÉNARD,
Ancien Interne des Hôpitaux de Paris,
Médecin consultant à Vichy.

Il semblerait, à première vue, que les *eaux de Vichy*, particulièrement spécialisées dans les maladies du foie, ne doivent pas avoir leur place dans cette étude sur les *entérites* et les *colites*, que d'autres importantes stations améliorent d'une manière si efficace.

Cependant nombreux sont, à Vichy, les malades qui se plaignent de troubles intestinaux et obtiennent de la cure un soulagement marqué. N'est-ce point là qu'a été découvert, il y a près de quarante ans, par Frantz GLÉNARD, le syndrome de l'*Entéroptose*, dont tant de cas continuent à s'y voir chaque année et à en tirer notable amélioration ?

Deux raisons peuvent être données de cette apparente contradiction.

C'est que, d'une part, il n'est pas absolument naturel d'isoler, comme on le fait dans la plupart des descriptions médicales, les organes digestifs les uns des autres, et d'étudier séparément la pathologie de l'estomac, de l'intestin et du foie, alors que chacun de ces organes entretient avec les voisins des échanges incessants et de si haute importance. Rien ne se passe dans l'un qui ne retentisse aussitôt sur les autres.

D'autre part les *entérites* et les *colites*, qui ne se rapportent nominalement qu'aux lésions inflammatoires de l'intestin grêle et du gros intestin, ne donnent pas une expression suffisamment étendue de l'ensemble des manifestations morbides intestinales. Cette classification anatomo-pathologique laisse échapper de ses cadres toutes les affections dépendant d'un trouble quelconque des fonctions intestinales — réactions nerveuses, phénomènes de sécrétion (personnelle ou d'emprunt), d'absorption, et d'évacuation — et l'on sait combien les tendances médicales actuelles attachent de valeur aux modifications de cet ordre.

Certes lorsque de semblables troubles fonctionnels se prolongent, ils finissent toujours par déterminer, du côté de la muqueuse intestinale, des réactions inflammatoires, entéritiques et colitiques secondaires, susceptibles d'entretenir la chronicité de la maladie; mais vouloir limiter à ces dernières manifestations la presque totalité des affections intestinales, c'est risquer de méconnaître la variété de leur origine et la différence de thérapeutique qu'elles exigent au début.

Ne pouvant étudier ici l'ensemble de la pathologie fonctionnelle intestinale, je me bornerai à insister sur le retentissement que peut avoir sur l'intestin, le mauvais fonctionnement du foie.

Assurément le foie est bien souvent atteint secondairement à de l'entérite, de la colite, des fermentations intestinales, de l'appendicite, mais c'est sur le cas inverse que je voudrais attirer l'attention, c'est-à-dire sur les troubles intestinaux d'origine hépatique, si bien envisagés autrefois par HANOT.

Le tableau suivant les représente avec plus de clarté que ne le ferait peut-être une longue description et fait ressortir l'existence de toute une série de manifestations intestinales qui ne sont, tout au moins au début, ni de l'entérite ni de la colite. Cela explique comment les malades hépatiques constitutionnels ont très fréquemment des troubles intestinaux, qui ne sont qu'un épisode secondaire au cours de leur histoire clinique.

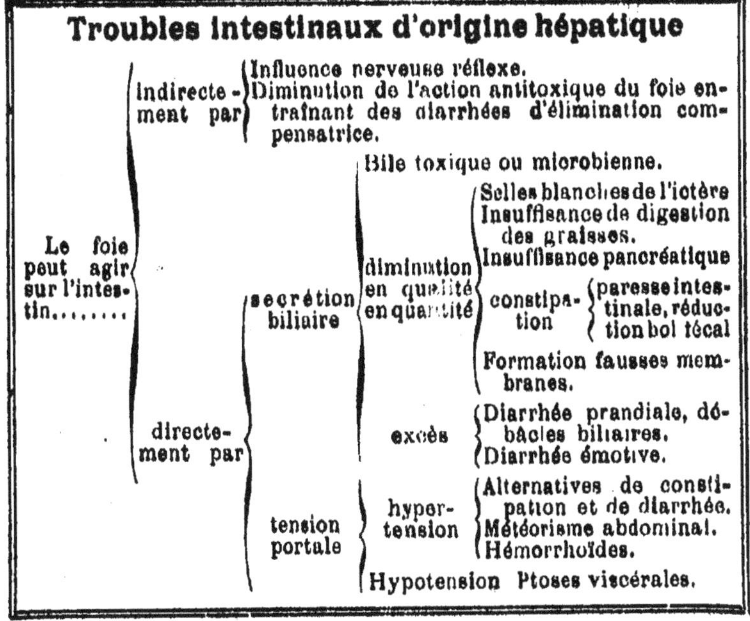

Indications de la cure de Vichy
dans les troubles intestinaux.

Ce tableau nous montre, en résumé, la catégorie de troubles intestinaux auxquels la cure de Vichy, spécialement efficace dans les manifestations diverses de mauvais fonctionnement du foie, pourra rendre service : ce seront les cas dans lesquels sont intéressées les attributions physiologiques du foie qui peuvent avoir rapport avec l'intestin :

> Douleurs intestinales irradiées du foie, telles par exemple que la palpation de cet organe puisse les réveiller à distance;
> Constipation due à une insuffisance de sécrétion biliaire, avec selles graisseuses, peu colorées, souvent accompagnées de fausses membranes;
> Diarrhées toxiques, débâcles biliaires, diarrhée émotive;
> Météorisme abdominal secondaire à de la congestion du foie, alternatives de diarrhée et de constipation, hémorrhoïdes;
> Ptoses viscérales.

Les entérites et colites primitives avec lésions anatomo-pathologiques de la muqueuse intestinale auront grand avantage à être dirigées vers d'autres stations plus spécialisées dans ces cas.

Les entérites et colites secondaires à un trouble fonctionnel du foie le seront de même, à un stade relativement avancé de leur évolution; mais, tout au début, bien des cas pourront être enrayés par une thérapeutique visant plus particulièrement l'amélioration hépatique.

Technique de la cure et résultats obtenus

Le mode de traitement hydro-minéral à Vichy, dans les troubles intestinaux dépendant de la cure, et les résultats immédiats et tardifs obtenus varient suivant le syndrome clinique et les fonctions hépatiques en cause.

La cure aura, en général, la plus grande influence sur les *douleurs intestinales réflexes* et sur les *diarrhées d'élimination compensatrice* qu'entraîne souvent la *déficience des fonctions antitoxiques du foie*.

Son effet sur la sécrétion biliaire et les variations de la tension portale nous arrêtera plus longuement.

Troubles de la sécrétion biliaire

Bile toxique ou microbienne. — Il arrive que la bile soit porteuse de toxines ou de germes microbiens qui s'éliminent par son intermédiaire : l'irritation intestinale qui en résulte peut aboutir à de sérieuses entérites.

La cure de Vichy a sur la bile une action antiseptique manifeste qui pourra, dans certains cas, donner de bons résultats.

Diminution de sécrétion biliaire. — L'appauvrissement de la bile en quantité et en qualité prive l'intestin d'un concours nécessaire à son bon fonctionnement. *Normalement* la quantité qui s'en écoule dans le duodénum atteint trois quarts de litre à *un litre par jour*. La diminution en est-elle sensible, les selles perdent l'intensité de leur coloration, les graisses insuffisamment absorbées restent dans l'intestin, la sécrétion pancréatique dépourvue d'un de ses principaux stimulants perd une partie de son activité, les contractions intestinales deviennent paresseuses, le bol fécal n'a plus son volume habituel, et la mucine que, dans les conditions normales, la bile empêche de se coaguler sous l'influence de la mucinase, s'agglomère en formant ce qu'on appelle les fausses membranes.

Dans les cas où cet appauvrissement de la bile est dû soit à de l'insuffisance fonctionnelle de la cellule hépatique, soit à de l'atonie de la vésicule biliaire, la cure de Vichy sera particulièrement indiquée. Elle consistera surtout en eau minérale prise en boisson, dont l'action excitante sur la sécrétion biliaire a été maintes fois mise en évidence, notamment chez les récents opérés porteurs de fistule biliaire.

Les douches ascendantes alcalines à faible pression sont rarement indiquées, mais il n'en est pas de même de l'hydrothérapie froide ou écossaise, avec, pour commencer, révulsion chaude sur le foie (douche velours) qui forme un très utile adjuvant à la cure hydro-minérale. La mécanothérapie, l'électrothérapie peuvent aussi être mises à contribution. Un régime alimentaire, exempt de graisses, d'aliments gras et de tout ce qui peut nuire au bon fonctionnement de la cellule hépatique, sera de toute façon indispensable.

Il ne faut pas escompter une amélioration immédiate de la constipation. Parfois même, au contraire, elle aurait tendance à augmenter dans les premiers jours de la cure, comme si le foie, stimulé dans son travail, donnait lieu à un supplément de déchets dont l'évacuation demande à être facilitée.

C'est pourquoi il entre dans le plan de la cure de faire accompagner l'ingestion d'eau minérale, au début, de la prise de laxatifs appropriés, comme le sulfate de soude (7 gr. par jour, soit une cuillerée à café), le sulfate de magnésie, voire l'aloès, le calomel à doses légères.

Le fonctionnement de l'intestin ne tarde pas à

s'améliorer pour aboutir à un rythme bien meilleur qu'avant le traitement et qui persiste après lui. Les selles deviennent plus colorées, moins graisseuses, plus abondantes et dépourvues de fausses membranes, le teint s'éclaircit. Les démangeaisons, s'il y en avait, disparaissent, et à la lassitude habituelle de ces états d'insuffisance hépatique succèdent une sensation de bien-être et une augmentation de forces manifestes.

L'amélioration s'entretiendra dans la suite par des cures hydro-minérales embouteillées à intervalles espacés et par l'usage modéré de laxatifs doux, dont l'action est bien supérieure à celle des lavements, en ce qu'elle porte en même temps sur l'intestin et sur le foie.

Excès de sécrétion biliaire. — A côté des cas d'oligocholie qui viennent d'être étudiés, il peut y avoir, au contraire, des flux bilieux, arrivant brusquement et en abondance dans l'intestin, dont ils troublent profondément les fonctions. La cause en provient généralement d'un processus irritatif des voies biliaires. Combien sont fréquentes la diarrhée, les alternatives de diarrhée et de constipation chez les hépatiques. La diarrhée prandiale qui survient brusquement à la fin des repas, les débâcles biliaires, la diarrhée émotive, celle des champs de bataille en sont de bons exemples.

Toutes ces manifestations intestinales, secondaires à un trouble biliopathique, s'améliorent par la cure de Vichy, complétée par des douches tièdes ou chaudes et un régime approprié.

Troubles de la tension portale

Le foie, par sa situation, a une influence considérable sur la circulation du sang dans la veine-porte.

Hypertension portale — Météorisme. — La congestion du foie forme sur le système de la veine porte une sorte de barrage qui en ralentit le cours. L'hypertension portale qui en résulte détermine l'augmentation de calibre de l'intestin, le météorisme abdominal, le trouble des fonctions intestinales et la formation d'hémorrhoïdes.

Le ballonnement du ventre après les repas peut être expliqué par la congestion momentanée du foie sous l'influence de l'absorption d'aliments toxiques ou trop abondants; et son but serait de prolonger le contact du sang porte avec les cellules hépatiques pour favoriser l'action antitoxique de ces dernières. Tous ces troubles céderont si le foie revient à l'état normal.

Lorsque la cure hydro-minérale a été bien combinée avec la médication laxative, un régime alimentaire restrictif, de l'hydrothérapie et de la culture physique, il est absolument constant de voir le ventre diminuer rapidement de volume et acquérir une souplesse et une dépressibilité remarquables.

Sous l'influence de cette eau isotonique et alcaline prise à jeun, le sang du système porte est comme lavé : il circule mieux dans les capillaires du foie qui se désobstrue, et évacue la bile en excès comme une éponge exprime son contenu. A la congestion succède une diminution rapide de volume du foie à la percussion, portant souvent sur plusieurs centimètres de haut, et le météorisme fait place à une laxité qui peut aller jusqu'à entraîner une ébauche de ptoses viscérales. Dans les cas de ce genre, la constipation habituelle ne tarde pas à céder, les hémorrhoïdes se flétrissent en même temps que disparaît la pléthore abdominale.

Hypotension portale — Ptoses viscérales. — La diminution de tension abdominale que provoque la cure de Vichy explique que certains cas de ptoses viscérales puissent avoir une origine hépatique.

En fait, si généralement la ptose intestinale est primitive et entraîne secondairement l'abaissement du foie et l'étirement des canaux biliaires, il est des cas où c'est le foie qui commence. C'est tout au moins ce qui arrive lorsqu'au cours d'une série de manifestations hépatiques, on voit apparaître momentanément des signes d'entéroptose.

Que le foie soit le premier atteint ou qu'il ne soit intéressé que secondairement, son insuffisance, à partir d'un certain moment, fera toujours obstacle à la guérison si l'on n'y porte remède.

L'eau minérale stimule le fonctionnement du foie, excite la sécrétion biliaire, augmente l'appétit et favorise l'engraissement, principal facteur de remontée des viscères abdominaux : les coudures intestinales se desserrent, la constipation diminue, les forces reviennent, les douleurs de tiraillement solaire s'amendent.

Mais pour cela il est indispensable de seconder l'action de l'eau en boisson par l'heureux effet d'une sangle hypogastrique, par un régime où la viande, voire la viande crue, prend le pas sur les farineux et pâtes alimentaires, par des laxatifs, de la gymnastique abdominale, des douches froides stimulantes.

pour le système nerveux et l'atonie des tissus; l'électrothérapie sera parfois également indiquée.

La réunion de tous ces éléments de cure autour de l'eau minérale de Vichy, d'efficacité inégalable dans ces cas, explique que les entéroptosiques y aient de plus en plus recours, parce que la cure y réalise leur meilleur traitement actuellement connu.

D'après la description précédente, on comprend que, devant toute manifestation intestinale, on devra toujours se poser, entre autres, la question de savoir si le mauvais fonctionnement du foie ne demanderait pas à être mis en cause.

La cure de Vichy sera d'autant plus efficace, alors, qu'on l'appliquera d'une manière plus précoce, et ainsi pourront être évitées bien des entérites et des colites secondaires qui, une fois déclarées, seraient plus difficiles et longues à guérir.

En améliorant les troubles intestinaux, ce traitement hydro-minéral aura, d'autre part, l'heureux effet d'enrayer la maladie chronique fonctionnelle du foie (hépatisme) dont les manifestations intestinales sont bien souvent une des marques, et de l'empêcher de déterminer, par la suite, de bien plus sévères maladies du tube digestif et de la nutrition.

Double action préventive qui se répercutera favorablement sur l'avenir du malade.

Les Colites parasitaires et leurs Cures thermales

Par Joseph FOUCAUD,
Médecin consultant à Châtel-Guyon.

Un grand nombre de colites particulièrement rebelles à la thérapeutique habituelle sont dûes à la présence de parasites dans la cavité intestinale. Elles ont en France nettement augmenté de fréquence depuis la guerre, soit qu'elles aient été importées, soit que la recherche systématique des parasites dans les selles des malades présentant des troubles intestinaux ait permis de les mieux connaître.

Elles ont entre elles un caractère commun : ce sont des maladies essentiellement chroniques, se compliquant de temps à autre de poussées aiguës ou subaiguës. Mais elles revêtent les aspects cliniques les plus variés, allant des formes graves dysentériques sanglantes et purulentes, aux formes moins sévères muco-hémorragiques et muqueuses. Elles peuvent même prendre l'aspect de la colite muco-membraneuse avec constipation ou alternatives de constipation et de diarrhée.

Le même parasite se montre capable de créer des symptômes très divers. De plus les manifestations qu'il détermine se modifient souvent du fait de l'association de parasites secondaires.

Enfin aux manifestations qui relèvent de la parasitose peuvent s'ajouter des états d'insuffisance digestive, des lésions ou des troubles fonctionnels du sympathique abdominal qui entretiennent ou aggravent l'infection.

Leur thérapeutique doit être d'abord essentiellement étiologique. En l'absence de symptômes cliniques nettement individualisés, la recherche du parasite, de ses kystes ou de ses œufs sera systématiquement poursuivie en vue d'un diagnostic précis.

Elle doit tendre ensuite à modifier ces insuffisances fonctionnelles des glandes digestives, les troubles de l'assimilation, ceux du système nerveux abdominal et de l'état général.

C'est à modifier ces manifestations fonctionnelles, à augmenter les moyens de défense de l'organisme, à remonter l'état général que viseront surtout les cures thermales.

Les colites parasitaires sont déterminées par des protozoaires ou par des vers.

Colites amibiennes

En tête des colites parasitaires se place, tant par sa fréquence que par sa gravité, la colite amibienne.

Elle doit être soupçonnée derrière toute entérite rebelle. Elle est le type des colites parasitaires, maladie essentiellement chronique et polymorphe avec de temps à autre des poussées aiguës survenant sous forme de crises.

L'agent pathogène est l'*Entamœba dysenteriae*, amibe qui végète dans le gros intestin ét vit aux dépens des globules rouges du sang. Dans les infections aiguës on l'y trouve à l'état de vie active, dans les infections chroniques on l'y trouve à l'état de vie ralentie, enkystée et susceptible de se réveiller par périodes. La forme kystique, plus résistante aux agents extérieurs et aux sucs digestifs, est le principal agent de transmission et d'infection.

Les amibes rampent à la surface de la muqueuse, s'insinuent entre les éléments épithéliaux, pénètrent dans le tissu interglandulaire et dans la sous-muqueuse (DOPTER). Elles y déterminent la formation d'abcès en boutons de chemise et peu à peu se constituent des ulcérations, soit petites, nombreuses et superficielles, soit étendues et serpigineuses à fond bourbillonneux. Ces lésions siègent au cœcum, au colon transverse et surtout à l'S iliaque et au rectum.

Formes cliniques : L'amibiase colique revêt des aspects cliniques variés. Il en est à début brusque et aigu, d'autres ont d'emblée une allure torpide. Ces diverses formes aboutissent néanmoins à la même évolution chronique.

Les formes suraiguës sont rares en France. L'amibiase prend ici les allures d'une infection générale et brutale à type septicémique, typhoïde ou choleriforme.

De ces formes graves, habituellement mortelles, se rapproche une forme tout particulièrement sévère aussi, qui succède aux types aigus et qui se caractérise par une *cachexie rapide,* avec insuffisances glandulaires, les phénomènes colitiques passant au second plan.

La forme aiguë commune réalise le syndrome dysentérique classique. Elle débute par des signes d'embarras gastro-intestinal léger, puis apparaissent les douleurs, le ténesme et les selles spéciales.

Les douleurs intestinales sont en général intermittentes et momentanément calmées par la défécation. Les douleurs provoquées ont leur maximum dans la fosse iliaque gauche.

Le ténesme consiste en une sensation de tension douloureuse du côté du rectum avec besoin incessant d'aller à la selle. Ces besoins n'aboutissent en général qu'à l'expulsion de mucosités. Ils sont d'autant plus accusés que les lésions rectales sont prédominantes.

Les selles sont fréquentes (10 à 15 par jour), plus rares cependant que dans la dysenterie bacillaire. Elles contiennent peu de matières fécales (le dysentérique est plutôt un constipé). Elles sont constituées surtout par des exsudats inflammatoires. Ce sont de véritables crachats intestinaux. D'abord muqueuses et visqueuses avec des amas floconneux, elles deviennent ensuite muco-sanglantes puis séro-sanglantes, purulentes et quelquefois gangréneuses avec des débris fétides de muqueuse sphacélée.

Les formes mortelles sont rares aujourd'hui. Grâce à l'émétine une amélioration surprenante se manifeste en moins de 3 jours. La guérison semble survenir. Mais si elle peut quelquefois être définitive, le plus souvent, après une période de calme plus ou moins longue, on voit apparaître une nouvelle poussée, témoignant de la persistance de la maladie et de son passage à la chronicité.

Parfois le début de l'infection dysentérique est moins brutal, et *ces formes frustes* ont été particulièrement fréquentes au cours de la guerre.

Il peut se manifester par une entérite dysentériforme de courte durée, par une simple diarrhée à

peine incommodante. Parfois au cours d'une colite
en apparence banale c'est une complication, un
abcès du foie qui permet de soupçonner l'amibiase.
Dans quelques cas enfin une infection typhoïde, le
paludisme, et surtout la dysenterie bacillaire
peuvent « camoufler » l'amibiase (RAVAUT et KRONU-
LITSKY) et lui imprimer un aspect tout à fait insolite
que seul le laboratoire permettra de rapporter à sa
véritable cause.

Les formes chroniques sont les plus nombreuses
et les plus variées. Elles sont le plus souvent l'abou-
tissant des formes aiguës que nous venons d'étudier.
Mais parfois aussi l'infection ayant évolué à bas
bruit, et passé inaperçue, c'est à cette seule période
de chronicité que le diagnostic se trouvera établi.
M. RAVAUT, qui les a tout particulièrement étudiées,
a donné à ces formes le nom de *formes chroniques
larvées*. Très souvent en effet le syndrome dysentérique manque et l'on observe seulement un ensemble de troubles digestifs variés, sans caractères
spécifiques définis.

Tantôt les malades se plaignent de diarrhée, d'une
diarrhée qui a débuté quelques mois auparavant
sans autres signes que ceux d'une banale indiges-
tion. Mais cette diarrhée a persisté, alternant parfois
avec des périodes de contipation et s'accompagnant
de troubles dyspepsiques et de douleurs intestinales : douleurs aux angles du colon transverse, au
niveau du colon iliaque, sensation pénible surtout
du côté du rectum avec besoins impérieux et ne se
calmant qu'après la défécation.

Les selles sont éminemment variables : tantôt
liquides et d'odeur fétide, tantôt constituées d'un
mélange de matières dures et de matières molles,

tantôt pâteuses, en purée au nombre de 3 à 4 par jour, tantôt en tas, en bouse de vache, rares mais tout particulièrement abondantes. Elles présentent alors un aspect luisant lié à des parcelles de mucus mélangé à la masse. Parfois enfin au milieu d'une selle presque normale ou seulement un peu molle on voit des traînées glaireuses et sanglantes en crachats.

En opposition avec ces formes diarrhéiques, les plus fréquentes, il est aussi des formes avec constipation opiniâtre.

Dans certains cas enfin les phénomènes intestinaux passent au second plan et la localisation des manifestations douloureuses peut faire penser à une lésion de l'estomac, de l'appendice, du foie, des reins, de la vessie. De même la prédominance des troubles de l'état général (amaigrissement, anémie, asthénie, fièvre) peuvent orienter le diagnostic vers la tuberculose.

L'état général est en effet le plus souvent fortement touché. Il est néanmoins des malades chez lesquels l'infection intestinale se traduit par un minimum de signes généraux et chez lesquels l'amaigrissement est insignifiant.

Les indications cliniques sont dans tous ces cas absolument insuffisantes pour préciser le diagnostic d'amibiase et, comme ces formes atténuées sont les plus fréquentes chez nous, le grand secret d'un diagnostic heureux de l'infection amibienne est de la soupçonner (P. MANSON).

DIAGNOSTIC. — Un seul signe est pathognomonique : la présence dans les selles d'amibes vivantes ou de leurs kystes.

Les amibes vivantes seront recherchées dans les selles fraîchement émises, ou dans les mucosités prélevées au cours d'un examen rectoscopique.

Pour la recherche des kystes, toujours délicate, il sera utile de tamiser les selles et de les homogénéiser suivant la méthode si simple de CARLES et BARTHELEMY.

L'*Amibe dysentérique* (fig. 1) présente de larges pseudopodes hyalins, en coulée de verre, extrêmement mobiles. Son protoplasma se différencie nettement en deux zones, une zone externe hyaline, l'ectoplasme, et une zone interne granuleuse, l'endo-

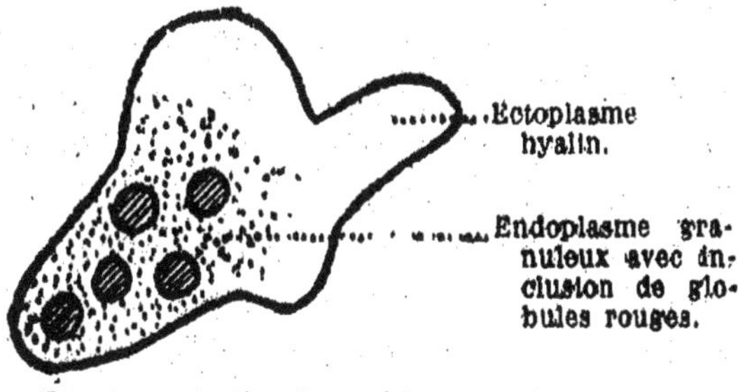

FIG. 1. — Amibe dysentérique.

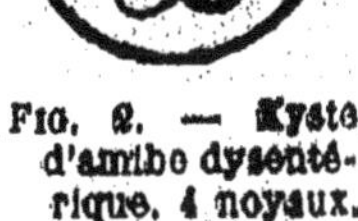

FIG. 2. — Kyste d'amibe dysentérique. 4 noyaux. Corps en banane.

plasme. Son noyau, situé dans l'endoplasme, est périphérique et peu visible. Mais ce qui la caractérise et la différencie des espèces non pathogènes, de l'amibe du colon en particulier, c'est la présence de globules rouges dans son protoplasma. L'amibe dysentérique est *hématophage*.

Ses *kystes* (fig. 2) sont petits (10 à 15 μ), nettement arrondis. Ils n'ont jamais plus de 4 noyaux à l'état de maturité. Ils présentent en outre des masses sidérophiles, en forme de bananes, constituées par de l'hématine digérée.

L'amibe dysentérique peut être facilement confondue avec l'amibe du colon.

L'*Entamœba Coli* (fig. 3) n'est qu'un simple saprophyte inoffensif. Elle n'est pas hématophage et ne présente pas d'inclusions globulaires. Son protoplasma est moins nettement différencié, ses pseudopodes moins actifs. Son noyau est subcentral et plus visible.

Ses kystes sont plus grands, presque du double. Ils contiennent 8 noyaux. Plus de 4 tout au moins sont visibles. Ils ne présentent pas de corps en banane.

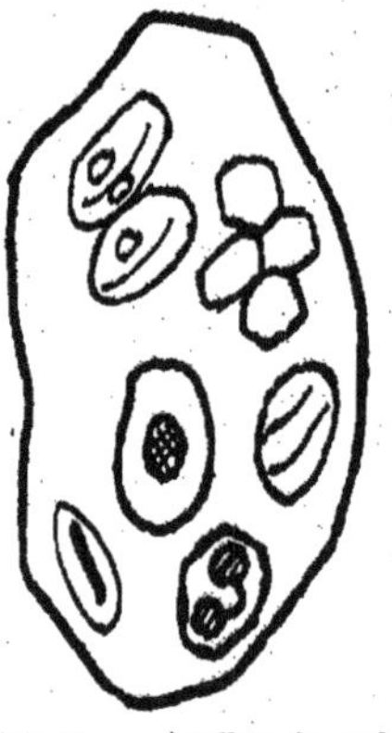

Fig. 3. — Amibe de colon.

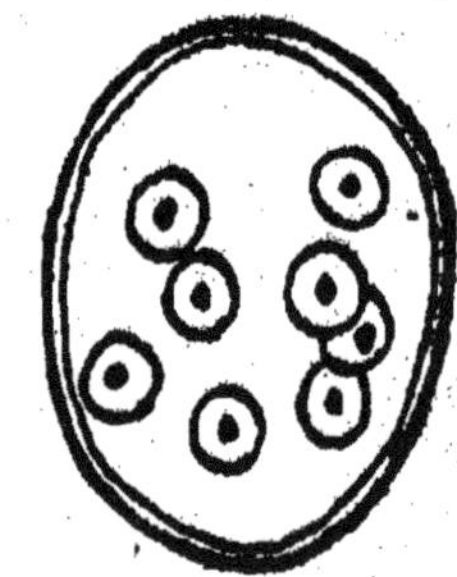

Fig. 4. — Kyste d'amibe de colon. 8 noyaux. Pas de corps en banane.

Les kystes de l'Ent. dysenteriae seront différenciés enfin des kystes et des œufs des autres parasites susceptibles de déterminer des symptômes coliptiques. Nous signalerons leurs caractères distinctifs en étudiant les affections qu'ils déterminent.

En raison de la prédominance des lésions du côté du rectum, un *examen rectoscopique* complètera utilement l'examen parasitologique des selles. Les lésions que l'on observe ont été particulièrement étudiées par MM. BENSAUDE, CARLE et FROUSSARD. Nous en avons nous-même suivi un certain nombre avec notre maître PARMENTIER.

Parfois on constate des lésions de rectosigmoïdite banale avec inflammation catarrhale, congestion ou œdème de la muqueuse.

Parfois au contraire ce sont des lésions hémorragiques érosives ou ulcéreuses à fausses membranes, qui, elles, permettent d'affirmer un état dysentériforme. Dans les cas anciens la sous-muqueuse est indurée et infiltrée, et la muqueuse peut présenter de la rectite proliférante avec polypose.

D'autres protozoaires sont susceptibles de déterminer un syndrome dysentérique et des colites chroniques consécutives. Ce sont les Trichomonas, les Tétramitus, les Lamblias, le Balantidium Coli et les Spirilles.

Colites à Trichomonas

Le Trichomonas (fig. 5) est un petit flagellé, piriforme, présentant à sa partie antérieure 3 flagelles dirigés en avant et un flagelle replié en arrière en constituant le long du corps une membrane ondulante.

Ses kystes ne sont pas connus.

Le Trichomonas peut vivre dans l'intestin à l'état de simple saprophyte, mais soit sous l'influence d'une irritation antérieure du colon, soit du fait d'une pullulation

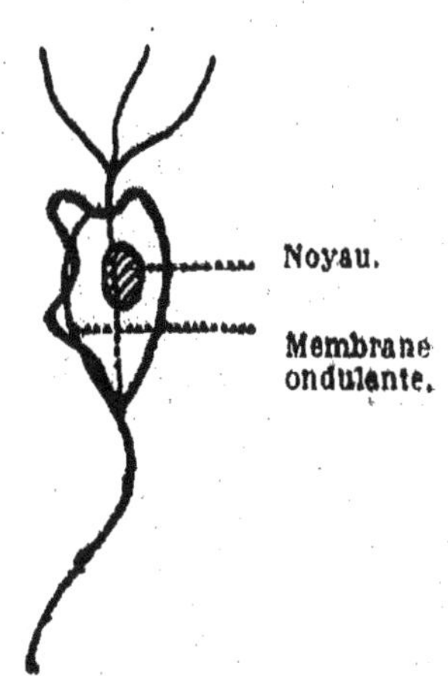

FIG. 5. — Trichomonas.

trop active il peut provoquer des symptômes coliques, étudiés surtout par ESCOMEL et VACAREZZA.

Les lésions qu'il détermine se localisent principalement au colon sigmoïde et à la première portion du rectum, ressemblant à celles de la dysenterie. Elles se manifestent soit par un syndrome de rectocolite muqueuse ou hémorragique, soit par une diarrhée simple avec insuffisance gastrique et putréfactions intestinales.

La trichomonase complique souvent l'amibiase. Elle cède assez facilement à l'administration d'essence de thérébenthine, d'arsénobenzol, de lavements iodés.

Colites à Tétramitus

Le Tétramitus (fig. 6) est souvent confondu avec le

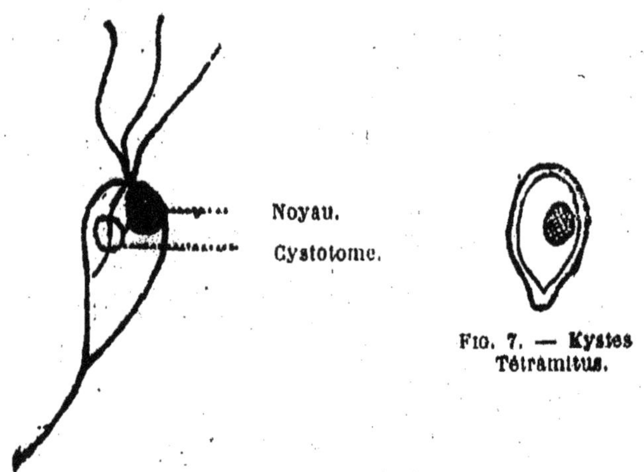

Fig. 6. — Tétramitus.

Fig. 7. — Kystes Tétramitus.

Trichomonas. Il a le même rôle pathogène. On le rencontre également avec de l'insuffisance gastrique et des putréfactions alcalines. On l'observe aussi au cours de l'amibiase.

A l'état frais, ce parasite ressemble beaucoup au Trichomonas, mais il donne des kystes. Ces kystes (fig. 7) sont petits, piriformes, avec un léger étranglement à leur petite extrémité.

Colites à Lamblias

Les colites à Lamblias constituent une affection particulièrement tenace et rébelle à toute thérapeutique.

Le Lamblia (fig. 8) est un parasite piriforme, très effilé à sa partie postérieure. Il possède une dépres-

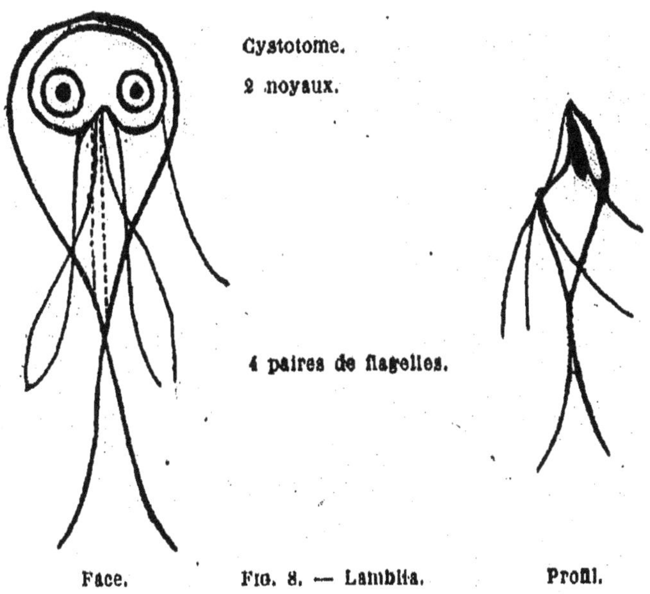

Fig. 8. — Lamblia.

sion réniforme sur sa face ventrale, 4 paires de flagelles, 2 axostyles médians et 2 noyaux symétriques.

Ses kystes (fig. 9), que l'on rencontre bien plus souvent dans les selles que le parasite, sont ovoïdes

et à double paroi. Ils contiennent de 2 à 4 noyaux
et des traces de flagelles donnant l'impression de
lignes ondulées soit dans l'axe du kyste, soit en
sautoir.

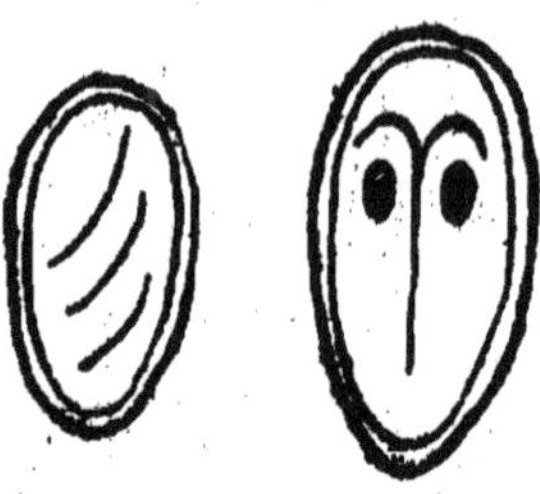

Fig. 9. — Kystes de Lamblia.

Bien que le Lamblia
puisse être un hôte banal
de l'intestin, bien qu'il soit
souvent associé à d'autres
parasites, son rôle pathogène ne peut dans certains
cas être mis en doute :
l'allure chronique avec
poussées aiguës des entérites où on le rencontre
affecte le type clinique des infections parasitaires
(Cade et Hollande).

Il se fixe par sa ventouse sur les cellules épithéliales de l'intestin (J. Ch. Roux et Goiffon).

La maladie peut débuter soit brusquement par
un syndrome dysentérique, soit s'installer insidieusement par une diarrhée banale avec selles liquides
ou pâteuses, et passer sans transition à la chronicité.
Ces colites évoluent avec des alternatives de rémission (4 à 6 selles) et de recrudescence (15 à 20 selles).
Le sang ne se rencontre guère que dans les poussées
aiguës.

Les troubles fonctionnels (coliques, météorisme)
sont peu accusés. Le ténesme est exceptionnel.

Parfois l'état général est très altéré (M. Labbé).
Parfois au contraire il y a un véritable désaccord
entre son faible degré d'atteinte et la longue durée
de l'affection (Cade et Hollande).

Le Lamblia s'associe souvent aussi aux autres
parasites. Il est habituel au cours des vieilles dysenteries.

Colites à Balantidium Coli

Parmi les infusoires, le Balantidium coli, hôte habituel de l'intestin du porc, détermine chez l'homme une variété de dysenterie grave ressemblant beaucoup à la dysenterie amibienne avec ulcérations du gros intestin (BRUMPT, DOPTER, ARDIN-DELTEIL, M. LABBÉ, VEDEL et BAUMEL).

C'est un gros infusoire cilié de 200 μ de long sur 70 de large, à cuticule striée longitudinalement.

Dysenterie spirillaire

Discutée dans sa pathogénie, la dysenterie spirillaire a été décrite par Le Dantec; et Rispal a rapporté une intéressante observation de syndrome dysentérique chez un malade dont les selles, en l'absence de tout autre parasite, montraient une abondante pullulation de spirilles à 2 ou 3 ondulations.

Colites vermineuses

Parmi les Douves, le *Fasciolopsis Buski*, parasite fréquent en Extrême-Orient, provoque par sa pullulation dans l'intestin une diarrhée tenace, lientérique, avec anémie, ascite et œdèmes. Le diagnostic n'est possible que par l'examen des matières où l'on trouve le parasite et ses œufs. Ces œufs (fig. 10), comme les œufs des Douves, sont ovoïdes, de grandes dimensions et munis d'un clapet.

Un autre nématode, fréquent en Égypte et sur la côte occidentale d'Afrique, le *Schistosomum Mansoni*, vit dans le système veineux de l'homme, en particulier dans les branches de la veine porte, et dépose ses œufs (fig. 11) dans les parois du rectum, occasionnant la Bilharziose intestinale.

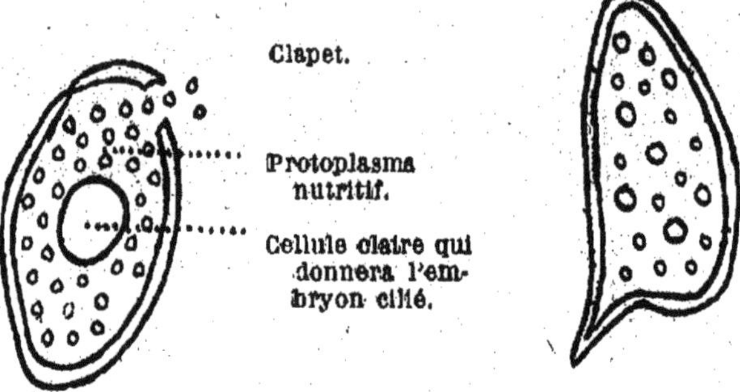

FIG. 10. — OEufs de Douve.

FIG. 11. — OEufs de Schistosomum (Mansoni) avec éperon latéral.

Cette affection, caractérisée anatomiquement par de l'endophlébite et un mélange de lésions ulcéreuses et papillomateuses (LETULLE), se traduit cliniquement par des syndromes dysentériques.

L'œuf de ce parasite est caractéristique. Il est muni d'un fort éperon latéral.

Les *Tœnias* (fig. 12) peuvent également déterminer des troubles intestinaux qui n'ont rien de caractéristique : constipation, symptômes dysentériformes.

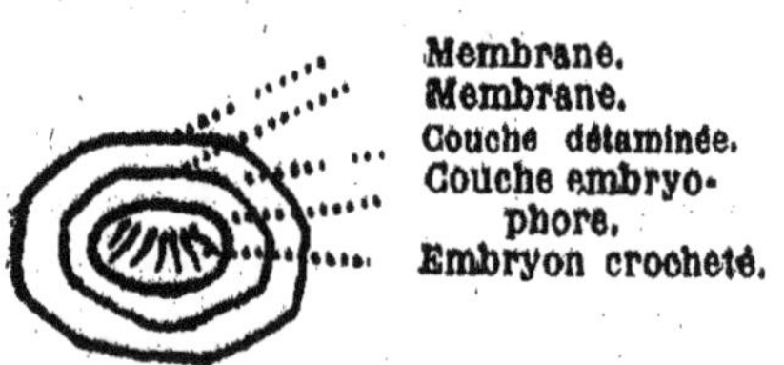

FIG. 12. — OEuf de Tœniadé.

Quelques cas d'entérite causés par l'*Hyménolepis nana* ont été signalés par GUIART, CADE et MORENAS.

La présence du Tœnia solium et du Tœnia saginatta se révèle par l'expulsion de leurs anneaux, celle du Bothriocéphale et de l'Hyménolepis par l'expulsion de leurs œufs. L'œuf de Bothriocephale (fig. 13) ressemble à celui dés Douves. Il est muni d'un clapet. L'œuf de l'Hyménolepis est à peu près semblable à celui des autres tœniadés. Il est formé de 3 zones concentriques : une coque externe, une zone intermédiaire granuleuse avec des filaments et une coque interne à l'intérieur de laquelle on trouve l'embryon hexacanthe avec 3 paires de crochets.

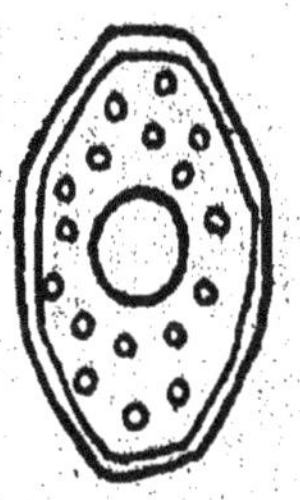

FIG. 13. — Œufs de Bothriocéphale. (Ebauche de clapet).

Les vers les plus susceptibles de déterminer des troubles intestinaux sont : l'ascaris, l'oxyure, l'ankylostome et le tricocéphale.

L'*Ascaris*, comme tous les helminthes, pullulant dans l'intestin, peut déterminer une irritation chronique avec diarrhée et parfois des symptômes dysentériformes (COMBE, SABRAZÈS et CABANNES).

L'œuf d'Ascaris (fig. 14) est ovoïde, jaune brun avec deux enveloppes : la première épaisse, peu transparente, est recouverte par une seconde, albumineuse, ondulée et festonée qui lui donne un aspect muriforme.

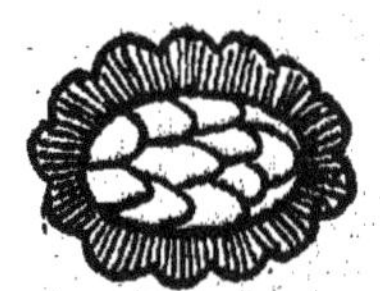

FIG. 14. — Œufs d'Ascaris. (Enveloppe épaisse recouverte d'une membrane ondulée).

L'*Oxyure* est un petit nématode ressemblant à des bouts de fil, qui habite le gros intestin et que l'on trouve fréquemment dans l'appendice (PARMENTIER, RAILLET, RIFF) (1). Après l'accouplement, les

---

(1) S'il n'y a pas un type clinique d'appendicite à oxyure, il faut néanmoins considérer ce parasite comme un agent de traumatisme et d'inoculation microbienne (PARMENTIER).

femelles gorgées d'œufs (fig. 15), viennent se fixer pour pondre au voisinage de l'anus. Muni comme l'Ascaris de nodules chitineux péribuccaux, l'oxyure peut provoquer de l'irritation et des érosions du côté de l'anus. Cette inflammation se traduit par des selles molles et faciles, enveloppées de mucosités, souvent striées de sang et dans lesquelles on trouve le parasite et ses œufs.

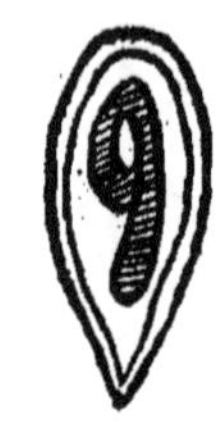

FIG. 15.
Œuf d'oxyure.
(Embryonné).

Son œuf est ovale, en amande, et contient un embryon replié sur lui-même.

L'ankylostome duodénal, muni d'une bouche fortement armée, agent de l'anémie des mineurs, peut, quand il se fixe sur le gros intestin, déterminer un véritable syndrome dysentérique.

Son œuf (fig. 16) est ellipsoïque, sa coque très mince. Il renfeme un vitellus segmenté en 4 à 6 cellules. Il n'est jamais émis embryonné.

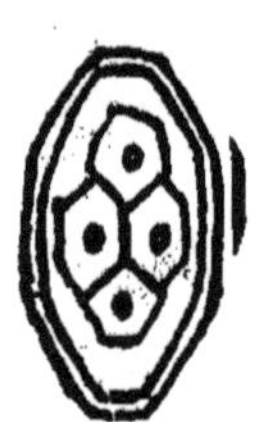

FIG. 16.
Œuf d'anky-
lostome.
4 blastomères)

Le *Tricocéphale* est le plus fréquent des vers intestinaux. Il habite le cœcum et l'appendice et s'implante sur la muqueuse par son extrémité effilée. Il est pour GUIART, par sa morsure, un puissant agent d'inoculation bactérienne. Il jouerait ainsi un rôle dans la production de la fièvre typhoïde, du choléra, de l'appendicite et de la dysenterie. Quand ils sont nombreux, les Tricocéphales peuvent déterminer une diarrhée tenace, accompagnée ou non de coliques et de ténesme, mais en général assez peu douloureuses. Il existe souvent une sensibilité assez vive dans la région cœco-appendiculaire, parfois de la fièvre et des, hémorragies occultes (CADE et GARIN). Ces manifestations peuvent simuler l'entérite bacillaire, la colite muco-membraneuse, l'appendicite.

L'œuf du Tricocéphale (fig. 17) est caractéristique. Il présente une coque épaisse avec, à ses deux pôles, un renflement albumineux qui lui donne l'aspect d'un citron.

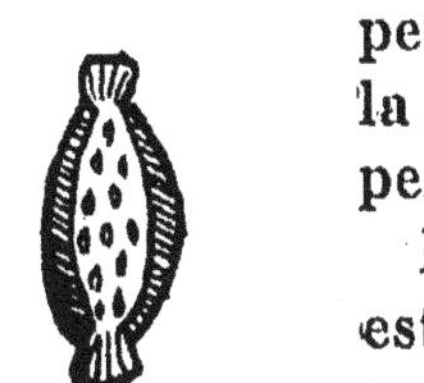

Fig. 17.
OEuf de
Tricocéphale.

Associations parasitaires

Dans une fort judicieuse comparaison, M. CARLE rapproche les associations parasitaires des associations microbiennes : une diphtérie associée au streptocoque change tout à fait de caractère et prend une gravité redoutable. Il en est de même de la colite amibienne quand elle se complique de l'association de l'amibe aux autres parasites. Parmi ces associations parasitaires, l'association de l'amibe à des protozoaires est la mieux connue et la mieux caractérisée.

Surajoutés à l'amibiase, Trichomonas et Lamblias, capables à eux seuls de provoquer des troubles intestinaux, en modiflent l'allure clinique, et les manifestations colitiques occasionnées par les amibes ne sont souvent améliorées qu'après la disparition des parasites surajoutés. Ces protozoaires semblent entretenir et augmenter la résistance des amibes. Nous avons nous-même observé de telles associations et, chez deux malades suivis avec le Dr HARISTOY, nous n'avons pu améliorer l'amibiase qu'après avoir fait disparaître des Trichomonas.

Il en est de même pour les vers, pour le Tricocéphale en particulier.

Par les lésions qu'ils déterminent, par les troubles fonctionnels qu'ils développent, ils rendent la muqueuse intestinale plus vulnérable aux agents pathogènes. Ils agissent aussi comme des lancettes d'inoculation (GUIART).

Complications

Laissant de côté les complications propres à chaque parasite en particulier, tel l'abcès du foie chez les amibiens, nous n'aurons en vue que les troubles qui accompagnent et compliquent le plus souvent les parasitoses intestinales prises en général.

Toute entérite qui dure depuis un certain temps se complique habituellement de troubles plus ou moins importants des sécrétions, de l'assimilation, du système nerveux abdominal. Ces troubles peuvent, à un moment donné, prendre un caractère nettement prédominant. Le malade n'est plus seulement un parasité, il est aussi et surtout un colitique. Son mauvais fonctionnement digestif entretient sa parasitose. Cette parasitose peut être définitivement guérie, que subsistent encore des séquelles gastro-intestinales, organiques ou fonctionnelles qui s'amélioreront seulement par un traitement symptomatique approprié. Ce sont ces troubles fonctionnels qui constituent en matière de colites parasitaires les indications des cures thermales.

Ils se traduisent par :

a) Des troubles des sécrétions digestives et de l'assimilation;

b) Des déviations dans le fonctionnement du système nerveux abdominal;

c) Des altérations de l'état général.

a) *Les troubles des sécrétions digestives et de l'assimilation* seront étudiés par l'examen des débris alimentaires dans les selles après repas d'épreuve.

Le tissu conjonctif se digérant dans l'estomac, sa présence en quantité abondante, la présence d'amas microscopiques de fibres musculaires non dissociées témoigneront d'une insuffisance sécrétoire de l'estomac. L'insuffisance gastrique est à peu près régulière au cours des colites à protozoaires.

Les fibres musculaires peuvent se trouver en quantité anormale dans les selles. Un début de digestion trypsique, se traduisant par la perte de leur striation et de leurs angles, témoignera surtout d'une évacuation rapide du grêle. Une absence d'attaque au contraire relèvera plutôt d'une insuffisance pancréatique.

Comme les fibres musculaires, les graisses sont absorbées dans le grêle. Elles le sont après une action, difficile à dissocier, de la bile et du suc pancréatique, Un excès de graisses neutres s'observe plutôt dans le cas d'insuffisance pancréatique; un excès d'acides gras dans le cas d'insuffisance biliaire.

L'amidon est digéré dans le cœcum sous la double action de l'amylase pancréatique et des bactéries de fermentation. Ce sont aussi ces bactéries qui solubilisent la cellulose digestible dans la première moitié du colon. Une certaine abondance d'amidon et de cellulose digestible dans les selles témoignera d'une évacuation hâtive du cœco-ascendant.

Aux troubles de la sécrétion se superposent des troubles de l'évacuation et d'assimilation. Un transit trop rapide fait apparaître dans les selles des résidus abondants, malgré des fonctions sécrétoires relativement intègres. Il est donc nécessaire de déterminer dans chaque cas la part des troubles sécrétoires et des troubles moteurs (durée de la traversée digestive, recherche de la stercobiline).

b) *Déviations fonctionnelles du système nerveux abdominal.* Avec les altérations de la muqueuse intestinale, la tunique musculaire perd le plus souvent à son tour ses propriétés contractiles normales. A un spasme de réaction de défense succède une atonie de défaillance avec stase et fermentations anormales.

Des troubles sensitivo-moteurs, de l'entéronévrose se surajoutent à l'irritation colique avec syndromes de sympathicotonie et de vagotonie. Les altérations viscérales créent et entretiennent des réactions neurotoniques réalisant des réflexes à circuit plus ou moins étendu (MAZERAN).

Ces troubles sensitivo-moteurs peuvent disparaître avec la guérison de la lésion originelle. Mais souvent ils persistent après disparition de la cause provocatrice. Ils peuvent tenir alors à des lésions névritiques des rameaux du sympathique abdominal, des ganglions de Meissner et d'Auerbach (LŒPER).

c) *Modifications de l'état général.* Si dans quelques cas l'état général paraît indemne, le plus souvent l'infection et les troubles colitiques en déterminent une altération assez marquée.

L'amaigrissement et l'anémie s'observent dans les formes où prédominent les hémorragies; les symptômes cachectiques dans les formes avec suppuration. Parfois ces troubles ne sont que passagers et proportionnels à la fréquence et à la durée des poussées. Mais parfois au contraire ils s'accentuent au fur et à mesure que traîne l'infection. Ils relèvent alors aussi de la dénutrition qu'occasionnent les troubles de l'assimilation et de la résorbtion des produits toxiques (inflammatoires ou alimentaires) au niveau d'une muqueuse altérée. Ils s'accompagnent de déminéralisation, d'asthénie physique et morale, d'hypotension, de symptômes d'insuffisance surrénale.

Bases du Traitement thermal

Le traitement des colites parasitaires est avant tout spécifique. Mais il serait incomplet et insuffisant s'il ne s'adressait en même temps aux troubles fonctionnels qui accompagnent et compliquent ces colites. Ce traitement symptomatique devient même primordial quand il s'agit des séquelles intestinales de ces infections. Il comprendra à la fois la diététique, la thérapeutique médicamenteuse et les cures thermales.

Les cures thermales devront répondre aux indications suivantes : Régulariser les fonctions motrices et sécrétoires de l'appareil digestif, lutter contre l'irritation colique et les réactions douloureuses, désintoxiquer et remonter l'état général.

Le choix de la station dépendra à la fois des symptômes fonctionnels et de l'état général.

Laissant de côté les formes aiguës, qui relèvent uniquement de la médication spécifique et pour lesquelles les cures thermales sont contre-indiquées, ces troubles fonctionnels peuvent être synthétisés sous les types suivants :

Colites avec syndrome dysentériforme : On les observe généralement au début de l'infection et au cours des périodes de reviviscence : elles se traduisent par des symptômes de colite et de recto-colite muco-hémorragique.

Colites avec diarrhée : Tantôt il s'agit de selles fréquentes soit liquides, soit pâteuses, tantôt il s'agit de colite muqueuse avec selle abondante et en tas.

Colites avec constipation ou avec alternatives de constipation et de diarrhée.

Colites avec réactions spasmodiques et douloureuses dominantes.

Dans toutes ces formes enfin il peut s'agir de *colites généralisées* (entéro-colite muco-membraneuse) ou *segmentaires* (colites droites, colites sigmoïdiennes, rectocolites).

Indications et contre-indications générales

Les cures thermales seront contre-indiquées au cours de la période aiguë et au cours des poussées de reviviscence, chez les malades porteurs de lésions ulcéreuses en activité, et quand on soupçonnera des complications septiques (hépatite amibienne).

Elles seront conseillées au contraire à la phase de chronicité, en dehors des poussées de reviviscence, quand, porteurs ou non de parasites ou de kystes, les malades seront surtout des entéritiques avec insuffisance digestive.

Elles s'adresseront ainsi aux colites avec diarrhée qu'elle qu'en soit la forme, aux colites avec constipation, avec alternatives de constipation et de diarrhée, aux colites avec réactions douloureuses, aux malades chez lesquels subsisteront des altérations de l'état général, qu'il s'agisse de troubles névropathiques ou de symptômes d'auto-intoxication.

Choix des Stations

Deux stations françaises type sont utilisées dans le traitement des séquelles des colites parasitaires : Plombières et Châtel-Guyon.

Plombières, dont les eaux hyperthermales très faiblement minéralisées mais fortement radio-actives sont utilisées surtout en bains et quelquefois aussi en lavages d'intestin, est surtout une cure sédative. Cette sédation s'exerce sur le système nerveux général et sur les plexus nerveux abdominaux. En calmant l'éréthisme nerveux, les phénomènes d'hyperalgésie et d'hypertonie digestive, Plombières détermine par action indirecte la régularisation des fonctions intestinales.

La cure de Plombières est donc indiquée quand les troubles moteurs et sécrétoires semblent relever de troubles fonctionnels du système nerveux général ou abdominal, dans les formes spasmodiques à réactions douloureuses prédominantes, chez les polyspasmodiques, chez les rhumatisants.

Sous ces indications dominantes d'ordre général, Plombières conviendra tout aussi bien aux colites avec constipation qu'aux colites avec diarrhée.

Néris, dont le voisinage avec Châtel-Guyon permet plus facilement des cures associées, offre un mode d'action et des indications à peu près semblables à celles de la station des Vosges.

Châtel-Guyon, dont les eaux riches en chlorure de magnésium, associé au chlorure de sodium et aux bicarbonates alcalins sont utilisées surtout en boisson, a pour action principale la stimulation, la régularisation de la motricité intestinale et des sécrétions digestives, la désinfection de l'intestin, la désintoxication et la reminéralisation de l'organisme en général.

Ses bains à thermalité variée, avec douches abdominales sédatives, avec applications de cataplasmes de boue végéto-minérale permettent de modérer, quand il est nécessaire, l'action stimulante de la cure de boisson et de lui ajouter un effet sédatif sur le spasme et les manifestations douloureuses.

Châtel-Guyon conviendra d'abord à toutes les colites avec constipation ou avec alternatives de constipation ou de diarrhée.

Dans les formes avec diarrhée, il sera préféré quand les troubles nervo-moteurs tiendront à un déficit des sécrétions digestives, quand domineront les troubles de l'assimilation et de la nutrition, les symptômes d'intoxication.

La colite muqueuse, malgré sa tenacité, sera heureusement influencée par le traitement.

Dans les rectocolites, si la cure est contre-indiquée en cas d'ulcérations en activité, elle sera au contraire conseillée à leur période torpide et le goutte à goutte rectal préconisé par BAUMANN, et appliqué avec prudence, exercera sur la muqueuse une action cytophylactique et cicatrisante (BROUSSE).

Dans les formes douloureuses, Châtel-Guyon sera choisi quand la douleur et les réactions spasmodiques dépendront plus de l'irritation colique, que de l'éréthisme général névropathique (BARADUC).

Si, dans la plupart des cas, la distinction sera facile entre malades tributaires de Plombières ou de Châtel-Guyon, quelquefois pourtant elle sera délicate, chez les douloureux en particulier, et il sera difficile d'établir parmi les facteurs colitiques celui dont l'influence est prédominante.

Aussi sera-t-il nécessaire de chercher des indications plus en considérant l'état général du malade que ses réactions abdominales. BARADUC, MAZERAN et nous-même avons souvent insisté sur cette notion.

Les malades à système nerveux très excitable, à éréthisme marqué, les polyspasmodiques aux réactions vives, les algiques habituels, les rhumatisants seront plus justiciables des cures sédatives de Plombières et de Néris.

Les torpides, les intoxiqués, les anémiés, les déminéralisés, les nerveux déprimés à réactions spasmodiques modérées et limitées au collon seront adressés à Châtel-Guyon.

Dans beaucoup de cas enfin ces malades gagneraient à associer les deux cures : à calmer d'abord à Plombières ou à Néris les troubles relevant de leur sensibilité générale, à modifier ensuite à Châtel-Guyon leurs manifestations colitiques.

Nous ne saurions parler de l'influence heureuse des cures thermales sur les séquelles coliques des parasités, sans insister sur l'importance qu'a cet autre facteur thérapeutique, le *régime alimentaire*. Il conserve en effet pendant la cure thermale toute son importance.

Le redressement des erreurs diététiques (excès ou

insufflsance d'alimentation, excès d'aliments carnés ou de régime végétarien, abus d'aliments irritants) sera poursuivi avec soin. Le régime du malade sera approprié à la valeur fonctionnelle de son tube digestif. A Châtel-Guyon le médecin et le malade seront à cet égard tout particulièrement aidés par la pratique courante des examens coprologiques et l'utilisation déjà ancienne de tables de régime régulièrement organisées et surveillées dans tous les hôtels de la station.

Malgré la sévérité de la diététique, il ne faudra pas perdre de vue cependant que les parasités, anémiés et déminéralisés, doivent être le plus rapidement possible ramenés à une alimentation normale et raisonnée et qu'il y a inconvénient à prolonger trop longtemps chez eux un régime d'exclusion trop sévère. A cet égard la station thermale doit être, aussi, comme l'ont écrit MAZERAN et BARADUC, un centre de rééducation digestive.

TABLE DES MATIÈRES

Imprimerie de " *L'Expansion Scientifique Française* "
23, rue du Cherche-Midi — Paris.

BIBLIOTHEQUE NATIONALE DE FRANCE
3 7531 00950128 0

www.ingramcontent.com/pod-product-compliance
Ingram Content Group UK Ltd.
Pitfield, Milton Keynes, MK11 3LW, UK
UKHW031836170726
13836UKWH00004B/1723